颈椎病中西医结合治疗

主 编 郝延科 王晓英 崔凯莹

科学出版社

北 京

内 容 简 介

本书系统介绍了颈椎病的基本概念、解剖结构、病因、发病机制、发病规律与特点，并从中、西医两个方面阐述了治疗方案，尤其是对各种非手术疗法和颈椎保健方法进行了详尽的介绍，可操作性强，易于参考学习。本书对临床中最常见的颈椎病、颈椎椎管狭窄症、急性颈椎间盘突出症及颈椎后纵韧带骨化的临床特点、诊疗方法进行了重点阐述，并附有多个典型病例。

本书适合骨科医师、神经内科医师、中医科医师、基层医务人员、医学院校师生及颈椎病患者等阅读参考。

图书在版编目 (CIP) 数据

颈椎病中西医结合治疗/ 郝延科，王晓英，崔凯莹主编. —北京：科学出版社，2018.8
  ISBN 978-7-03-058506-6

Ⅰ.颈… Ⅱ.①郝…②王…③崔… Ⅲ.颈椎－脊柱病－中西医结合疗法 Ⅳ.R681.505

中国版本图书馆CIP数据核字（2018）第183281号

策划编辑：王海燕 / 责任校对：李 影
责任印制：李 彤 / 封面设计：吴朝洪

科 学 出 版 社 出版
北京东黄城根北街 16 号
邮政编码：100717
http://www.sciencep.com

北京建宏印刷有限公司 印刷
科学出版社发行　各地新华书店经销

*

2018 年 8 月第 一 版　开本：787×1092　1/16
2022 年 2 月第二次印刷　印张：7 3/4
字数：184 000
定价：69.00 元
（如有印装质量问题，我社负责调换）

前　言

随着人们日常工作、学习、生活压力的不断增大和竞争的日益激烈，颈椎病的发病率也正在逐年升高并趋向年轻化，成为临床常见病，严重影响着人们的生活质量、工作和学习。过去人们认为颈椎病是中老年人的多发病，但近年来临床发现，其发病有明显的年轻化趋势，甚至成为长时间、持续低头伏案工作或劳动的青年人的常见病。

笔者在临床工作中观察到颈椎病患者的群体不断扩增，其临床症状复杂，许多患者为之所苦而又缺乏对该病的基本了解；同时许多低年资医师对颈椎病的众多分型、发病原因、规律与各种治疗方法认识不足，难以提出对患者最优的个体化治疗方案。世界卫生组织专家指出，个体化的具体治疗是临床试验的最高层次。笔者在临床中注重"辨证论治"，这是对个体化治疗的最好诠释，而一本详尽介绍颈椎病的发病机制和中西医诊疗方法的书可以帮助年轻医师形成清晰的诊疗思路，做到"因人、因地、因时制宜"，这是笔者所希冀的。中医对颈椎病的认识历史久远，并且在长期的临证实践中积累了宝贵的经验，现代医学的发展为颈椎病的诊疗提供了新的思路和方法。笔者从中、西医两个方面阐述了颈椎病的病因、病机、发病规律与特点，结合20余年的临床医疗、教学及科研经验，汲取国内外颈椎病治疗的有效方法和最新研究成果，著成本书。

全书分上、下两篇，上篇介绍颈椎病的基本概念、解剖、病因病理、诊断及全面详细的治疗方案。下篇重点介绍临床中最常见的疾病：颈椎病、颈椎椎管狭窄症、急性颈椎间盘突出症及颈椎后纵韧带骨化的临床特点及诊疗。本书对临床中取得显著疗效的中医药传统疗法进行了详细的讲解，许多经验用方与疗法是对山东中医药大学附属医院老一辈骨伤名家学术思想的继承和发扬。本书图文并茂，描述详细，适合临床专科医师、基层医务人员、医学院校师生和颈椎病患者阅读参考。

读者在参阅本书时应先掌握上篇关于颈椎病的基本知识，结合自己遇到的问题，参考下篇内容，具体病情具体分析，从而提出个体化的治疗方案。在此，我要特别感谢为本书写作与出版做出努力和贡献的我的学生和医疗团队，他们带着高度的责任感和仁爱之心忙碌于病房和门诊之间，从病史采集、仔细查体、资料整理到总结汇报、实施诊疗方案及病例随访，为患者解除痛苦的同时保留了最珍贵的临床资料，这是我们著书的根本依据。

医学不断发展，新的理念、技术和方法不断涌现，而一己之力，难以尽善，书中不足之处，敬请读者批评、同道指正。

山东中医药大学附属医院脊柱骨科副主任

全国脊椎非融合联盟委员

山东中医药学会脊柱专业委员会副主任委员

郝延科

中华医学会山东骨科分会青年委员会副主任委员

《颈椎病中西医结合治疗》编写人员

主　编　郝延科　王晓英　崔凯莹

副主编　王明亮　李　军　李凌云

编　者（以姓氏笔画为序）

于　宁　山东中医药大学附属医院

王明亮　日照市中医医院

王晓英　济南护理职业学院

甘召华　山东中医药大学附属医院

刘　浩　山东中医药大学

刘国岩　山东中医药大学附属医院

刘淑娟　山东中医药大学附属医院

李　军　聊城市中医医院

李凯明　山东中医药大学

李凌云　阳谷县人民医院

辛　健　山东中医药大学附属医院

陈云刚　山东中医药大学

陈文明　山东中医药大学附属医院

郝延科　山东中医药大学附属医院

侯鹏飞　山东中医药大学附属医院

崔凯莹　山东中医药大学附属医院

翟　燕　山东中医药大学附属医院

薛海鹏　山东中医药大学附属医院

目　录

上 篇

第1章 概　　论

第一节　颈椎病的概念与流行病学

一、颈椎病的概念

广义的颈椎病是指正虚劳损、筋脉失养或风寒湿热等邪气闭阻经络，影响气血运行，以颈项部经常疼痛麻木，连及头、肩、上肢，并可伴有眩晕甚则步态不稳等为主要表现的疾病。西医上主要为颈椎退行性变引起的一系列症状体征，包括颈椎病、颈椎管狭窄症、颈椎后纵韧带骨化症、颈椎间盘突出症等一系列疾病。

仅有颈椎的退行性改变而无临床表现者则称为颈椎退行性改变。

狭义的颈椎病是指颈椎间盘退行性改变及其继发病理改变累及其周围组织结构（神经根、脊髓、椎动脉、交感神经等），出现相应的临床表现。本书上篇颈椎病特指广义上的颈椎病。

二、流行病学

目前认为与本病发生的相关因素包括颈椎退行性变、创伤、劳损、颈椎发育异常、骨质疏松、咽部急慢性感染和炎症、吸烟、饮酒、风寒湿环境等诸多方面。随着现代从事低头工作的人群增多，电脑、空调的广泛使用，人们长期屈颈，遭受风寒湿的概率增加，造成颈椎病患病率不断上升，且发病年龄有年轻化的趋势。

（一）年龄

目前较为一致的看法是：颈椎病在中年人以上多见，40～60 岁为高发年龄，60 岁以后有自愈倾向。若干有正式报告的调查结果显示：颈椎病的患病率随年龄的增长而升高；一般自 30 岁起呈现较大幅度的上升。调查显示本病的发病年龄愈趋低龄化。

随着信息社会的发展和生活方式的改变，近年来青少年的颈椎健康状况不容乐观，随着学生学业紧张，过早的长时间伏案读书写字、绘画、使用电脑等，加上姿势不正确，日积月累，导致颈肩肌肉劳损、颈椎变形，使青少年颈椎病发病率呈上升趋势，已有颈椎病发生在 14 岁以下儿童的报道。

少年儿童颈椎病与外伤、咽喉部的慢性炎症，特别是慢性劳损等因素有关，常见的慢性劳损因素包括睡眠姿势不良和日常学习、生活习惯不良，如长时间低头游戏、长时间看电视、卧床看书等；以上不良习惯的共同特征是颈椎长时间处于屈曲状态，颈后肌肉及韧带组织超负荷，易引起劳损。青年患者除颈椎发育、外伤等因素外，长时间用电脑、伏案工作是导致青年颈椎病的主要因素。中老年人颈椎病产生原因主要为退行性变、急性损伤、慢性劳损和骨质疏松。研究发现，导致颈椎病发病的危险因素已由自然退变等因素转变到生活工作行为因素、环境因素和体质因素上来，每天平均低头工作时间与颈椎病发病或症状加重有较强相关性。

（二）性别

关于性别与颈椎病的关系，各家说法不一，但总体来说无论是总患病率还是年龄别患病率，女性均明显高于男性。

（三）职业

现代社会生活工作节奏快，从事财会、文秘等低头伏案工作的人群缺少体育锻炼，加之夏季空调环境的寒邪刺激，该类患者病情时轻时重，易反复，不少患者表现为失眠、焦虑等症状。

（四）外伤

1. 颈椎病患者中，有相当比例的人曾有过外伤史。有临床资料显示：颈椎病患者中有外伤史者在 10% ～ 35%。

2. 在外伤患者中，有相当一些人在其伤后或短或长的时间内发生颈椎病。有研究显示：颈椎病患病率在 31 ～ 39 岁年龄组受外伤因素影响比较明显。40 岁以上因外伤因素被老年退变优势所掩盖，所以外伤因素的影响表现不突出。

（五）解剖变异

颈椎病的发病人群中，有一部分人存在颈椎解剖变异。常见的解剖变异有 $C_2 \sim C_3$ 椎体融合、椎弓根和椎板骨隆起、颈肋、C_7 横突肥大、颈椎隐裂、颅底凹陷症等。

（六）生活习惯

高枕睡眠、日常姿势、饮酒、吸烟等都与颈椎病发病呈正相关。

（七）自身免疫因子和基因

椎间盘退变过程中可能存在自身免疫反应，研究表明，人类腰椎间盘退变与 HIF-1α 因子、COX-2 因子表达存在相关性，且在椎间盘退变过程中发挥重要作用，选择性 COX-2 抑制剂能明显减少实验动物椎间盘突出诱发的炎症反应。此外，基因芯片技术检测发现，退变的人颈椎椎间盘组织中与细胞凋亡相关基因 *FASTK*、*TN-FAIP4* 和 *BAX* 的表达明显升高，IL-1B、IL-1A、IL-6 和 IL-8 等炎症因子基因的表达也明显增加，颈椎病患者椎间盘组织中 IL-1、IL-6、TNF-α 和基质金属蛋白酶 -3（MMP3）表达水平与椎间盘退变呈正相关。随着人颈椎间盘退变程度加重，颈椎间盘髓核组织中性别决定基因组 9（SOX9）、Ⅱ型胶原 $\alpha 1$（COL2A1）的表达下降。上述自身免疫反应、基因与颈椎病的相关性研究，打破了传统认为的颈椎病只与环境及负重等外因有关的观念。

第二节　脊柱颈段的应用解剖

一、颈部骨骼

颈部共有椎骨 7 节，其中 $C_3 \sim C_6$ 形态、结构、功能基本一致，而 C_1、C_2 和 C_7 则各有其特点，分别称为寰椎、枢椎、大椎（或隆椎）。每一节椎骨（除寰椎外），均由椎体、椎弓（椎板）及突起三部分构成（图 1-1）。

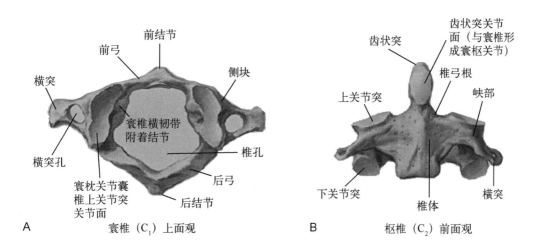

A　　寰椎（C_1）上面观　　　　　B　　枢椎（C_2）前面观

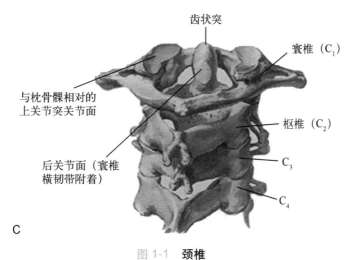

C

图 1-1　**颈椎**

（一）椎体

椎体是椎骨的最前方，呈圆柱形，脊柱的高度主要决定于椎体及椎间盘。椎体是椎骨的主要承重（受力）部分，当椎骨出现压缩性骨折时，多发生于此。与其他椎骨（胸椎、腰椎）相比，颈椎的椎体较细小；但与自己相比，下位颈椎的椎体均粗大于上位颈椎椎体。

$C_3 \sim C_7$ 椎体的横径约为矢状径的 2 倍，后缘略高于前缘。从水平位观察，颈椎椎体上面在横径上凹陷而在矢径上隆凸；颈椎椎体的下面则为在横径上隆凸而在矢径上凹陷，所以从整体上观察颈椎椎体近似马鞍形，这种结构有利于相邻颈椎在连接上的稳固性。

$C_3 \sim C_7$ 椎体上面的外侧缘有明显向上的嵴样突起，称为椎体钩或钩突。而颈椎椎体下面两侧与之（钩突）相对应的部位则呈斜坡状（图 1-2）。

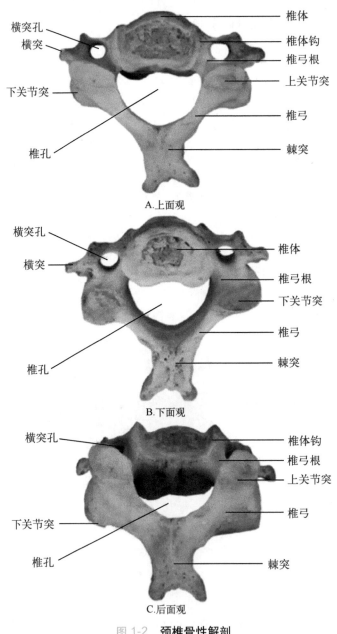

A. 上面观

B. 下面观

C. 后面观

图 1-2　**颈椎骨性解剖**

1. 椎体钩　是颈椎椎体特征之一，只见于 $C_3 \sim C_7$，位于椎体上面两侧侧后方，为一隆起的骨嵴，左、右各一。钩突在 $C_3 \sim C_7$ 呈矢状位，在 T_1 则近似额状位。其前后径约为 10mm，高度约为 5mm，基底部宽约为 5mm，且左右对称。在颈椎正位 X 线片上，可以观察到其高度及基底部宽度；在侧位 X 线片上，能观察到其前后径。

一般而言，下位颈椎的椎体钩略高于上位颈椎椎体钩，但多数人以 C_5 椎体钩为最高。在读 X 线片时应注意到 C_5 椎体钩略高于其他椎体时不一定是增生。

2. 钩椎关节　下位椎体的椎体钩与上位椎体下部的斜坡形成钩椎关节，也称为 Luschka 关节或钩突关节、椎间侧关节。钩椎关节属滑膜关节，表面有软骨附着，周围有关节囊包绕，是颈椎椎骨的连接结构之一，是颈椎被动运动时的一个运动轴。其关节缝有外倾 100° 左右的夹角，具有限制颈椎侧向移位，加强颈椎稳定的作用。椎体钩所处的位置极为重要，其内侧为椎间盘，外侧则有脊神经沟及横突孔。因此椎体钩具有一定的防止椎间盘向侧后方突出，防止其刺激脊神经及椎动脉的作用（图 1-3）。

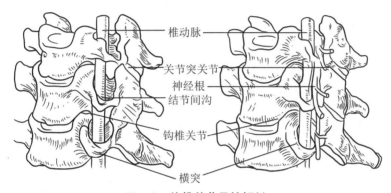

椎动脉

关节突关节

神经根

结节间沟

钩椎关节

横突

图 1-3　**钩椎关节骨性解剖**

同样，当椎体钩受到过度摩擦刺激而增生后，则有可能使椎间孔变小，直接刺激脊神经引起神经刺激症状；椎体钩增生后，也可直接刺激、压迫椎动脉，引起椎动脉供血不足。椎体钩增生也可以通过其他的位置学改变（脊柱旋转）而间接引起脊神经及椎动脉的刺激、压迫症状。

（二）椎弓

椎弓，又称椎板，是椎体后面的两块弓形骨板。由椎体的后外侧发出，在椎体正后方合围相交，融为一体，与椎体后壁之间形成一个骨性圆孔，称为椎孔。若两侧椎板未能完成合围相交，则构成脊椎裂，多因母亲孕期缺乏叶酸等物质引起。所有椎骨的椎孔上下贯通，形成一个骨性通道，称为椎管。椎管上连颅腔，下达骶骨裂孔，是脊髓的容身之处。

椎板与椎体相连的部分较细，称为椎弓根。受外伤时此处容易发生骨折断裂，称为峡部裂，是引起椎体真性滑脱的一个重要原因。椎体假性滑脱多因椎间盘退变即膨出或突出引起。

椎弓根上下缘各有一个切迹（凹陷），分别为椎上切迹与椎下切迹。相邻椎骨的椎上下切迹之间形成一个卵圆形孔，称为椎间孔，是脊神经从脊髓发出后由椎管内向椎管外分出的通道。此孔因各种原因变小（如椎间盘突出、椎体后缘骨质增生等），可以引起脊神经受到不同程度的刺激、压迫而引起脊神经症状。

1. 椎管　所有椎骨的椎孔在骨联结的作用下相互延续，形成 1 条骨性通道，上延至颅骨枕骨大孔，下抵止于骶骨裂孔，称为椎管（图 1-4）。

椎管内容纳脊髓通过，脊髓上接脑干，下止于终丝，是中枢神经系统的一部分。从椎骨中部水平位观察，椎骨的椎体后壁（即骨间嵴）与两侧椎板（弓）构成骨性椎管。在其表面，分别有后纵韧带、黄韧带附着，形成软组织椎管内衬（软组织椎管）。其中任何一个环节发生解剖学变化（指厚度），如椎体后壁（即骨间嵴）骨质增生，黄韧带、后纵韧带肥厚或骨化与钙化等，均可引起椎管内径变窄，造成解剖学上的椎管狭窄。

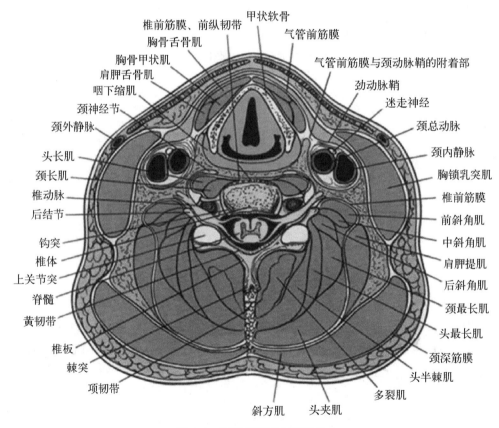

图 1-4　颈椎椎管及周围结构

2. 椎间孔　由上位椎骨的椎下切迹与下位椎骨的椎上切迹合围而成（是由上、下两个半圆的骨凹相合而成），是脊神经从椎管内向椎管外分出的通路（图 1-5）。它的上、下壁分别是相邻椎骨的椎上切迹与椎下切迹；它的前壁分别是上位椎体的后下壁、椎间盘纤维环后壁、下位椎体的后上壁；它的后壁则是下位椎体的上关节突与上位椎体的下关节突。因此，当椎体后壁及上下关节突（尤其是上关节突）骨质增生及椎间盘向后膨出、突出时，均可直接造成椎间孔内径（前后径）狭小，并有可能刺激、压迫脊神经而引发临床症状。

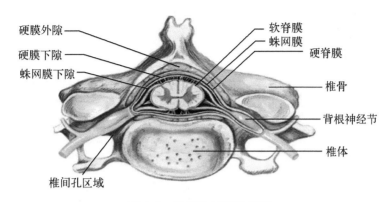

图 1-5 椎间孔与相邻组织

此外，椎间盘是维持椎间孔高度的主要支撑力，椎间盘退变后椎间孔高度下降，椎间隙变窄，椎间孔高度（纵径）也随之下降，同样可以刺激和压迫脊神经而产生临床症状。

椎间孔在斜位片上多呈椭圆形，上下径大于横径。椎间孔与脊神经的相对比例为 2：1 或 1.8：1。在颈部，椎间孔下部有脊神经通过，其余部分被血管、淋巴、脂肪组织等占据。

因此，轻度的椎间孔狭窄并不一定会引起脊神经症状，而一旦引起脊神经症状，肯定意味着脊神经与周围组织之间（如骨壁、椎间盘纤维环、脂肪组织等）有相互摩擦或压迫。这在临床读片时应考虑到，因为椎间孔变小不一定都有脊神经症状，可能还未刺激到脊神经；而椎间孔不小不一定没有症状，因为软组织对脊神经的刺激与压迫在 X 线片上不能看出。

（三）突起

构成椎骨的第三部分称为突起，是由伸向后方的棘突、伸向两侧的横突，以及位于横突之上、分别伸向上方的上关节突及伸向下方的下关节突组成。

1. 棘突 一个，伸向后方，由两侧椎弓融合而成。$C_2 \sim C_6$ 的棘突多呈分叉状，但并不绝对。C_1（寰椎）不称为棘突，称为后结节；C_2（枢椎）棘突在侧位 X 线片上观察其纵径（上下径）最宽大，常作为定位标志，分叉；C_7（大椎）棘突最长，常作为体表骨性标志，多数不分叉。

颈椎棘突末端的发育常不对称，棘突偏歪者占 23.8% 左右。因此，临床上用手触摸到或在正位 X 线片上看到有棘突偏歪时，并不一定说明椎体真的有偏歪；而在棘突正直时（用手触摸感觉到或在正位 X 线片上看到），也并不意味着椎体不存在旋转或偏歪。临床上必须结合其他的症状、体征，具体分析、判断，才能得出正确的结论。

棘突上有项韧带及肌肉（斜方肌、背阔肌、菱形肌等）附着，是颈部屈伸及旋转运动时的一个受力点，容易出现急性损伤（急性颈肌牵拉伤）及慢性劳损（项韧带劳损与钙化、棘突骨膜炎等）。

2. 横突 一对，发自椎体的侧方及椎弓根，短而宽，向外并稍向前下，其上面有脊神经沟及横突孔，在横突及其前后的关节突上，有许多肌肉附着（图 1-6）。

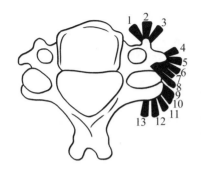

图 1-6　**横突上的肌肉附着点**

1. 颈长肌；2. 头长肌；3. 前斜角肌；4. 中斜角肌；5. 后斜角肌；
6. 肩胛提肌；7. 颈夹肌；8. 颈髂肋肌；9. 颈最长肌；10. 头最长肌；
11. 头半棘肌；12. 颈头棘肌；13. 多裂肌

（1）脊神经沟：从椎骨的上面观察，在椎体与椎板相连的部位（位于横突之上）有一个骨性凹陷，称为脊神经沟。在脊神经沟的前侧有隆起的前结节，在脊神经沟的后侧有与之相对称的后结节。脊神经沟内侧起始于椎管，外侧则是椎间孔，是脊神经从脊髓分出后离开椎管以达椎管外的通路。脊神经沟一旦有骨质增生，最容易造成脊神经受到刺激而引发临床症状。此外，在脊神经沟中部，另有一个与之相垂直的圆形骨孔，称为横突孔。$C_1 \sim C_7$ 的横突孔相互延续，也可形成 1 条骨性通道，其中在 $C_1 \sim C_6$ 的横突孔内有椎动脉通过，为脑部提供血液。脊神经与椎动脉在解剖学关系上相互比邻，在临床症状学中也相互影响。

（2）横突孔：呈椭圆形，矢状径平均值为 (4.8 ± 0.9) mm，横径平均值为 (5.5 ± 1.0) mm，左侧略大于右侧。其孔内有椎动脉、椎静脉、交感神经等通过，椎动脉在孔内多位于内侧。$C_3 \sim C_6$ 椎动脉平均外径为 (4.0 ± 0.7) mm，因此，在横突孔内壁与椎动脉外壁之间，有一定的空隙（1mm 左右）存在，以利于在颈椎运动时椎动脉与横突孔之间的相对运动，防止椎动脉受到挤压或牵拉，影响其向脑部供血。椎动脉外径与横突孔内径关系如此，故只有当横突孔明显增生、狭窄时，才有可能直接影响椎动脉血供。还要排除特殊情况，有些人先天性横突孔狭窄，椎动脉也相对较细，但对侧可有一定程度的代偿，故在CT片上看到两侧横突孔不对称时，并不提示椎动脉供血一定受影响（不足），要结合临床症状、体征具体分析。椎动脉血供受阻，与横突孔的影响不很大，多数与颈椎曲度的改变、椎间盘突出、钩突增生等有关（详见椎动脉部分）。

（3）上、下关节突与椎间关节：颈椎的上、下关节突呈圆柱状，位于椎弓根部。上关节突朝向上后方，而下关节突则朝向前下方，上、下关节突之间形成椎间关节。

枢椎的关节面近似水平位，而下位颈椎的关节突则与椎体之间成 45° ～ 50° 夹角（关节面近似水平位但不是水平位）。上、下关节突之间称为峡部，关节表面有软骨覆盖，周围有滑膜包裹。椎间关节面的方向朝向前下，上位椎骨的下关节面可在下位椎骨的上关节面上向前滑动，遭受外力时，很容易出现错位（半脱位）。

二、颈部骨联结

颈部骨联结主要由椎间盘、钩突关节、椎间关节及颈部韧带等构成。它们将颈椎有机地连接在一起，使其成为一个既能被动运动又不能过度运动的整体，从而形成颈部的内稳定。其中的任何一个环节出现问题，都将破坏颈椎的内稳性，导致颈椎失稳而引发症状。颈部的被动运动轴主要由椎间盘、钩突关节、椎间关节等组成，限制颈部过度运动的力量则是颈部韧带，使其被动运动的动力源则是颈部肌肉（图 1-7）。

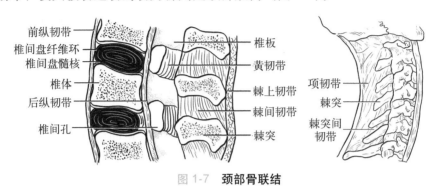

前纵韧带
椎间盘纤维环
椎间盘髓核
椎体
后纵韧带
椎间孔

椎板
黄韧带
棘上韧带
棘间韧带
棘突

项韧带
棘突
棘突间韧带

图 1-7　**颈部骨联结**

（一）椎间盘

椎间盘又称椎间纤维软骨盘，位于相邻椎体之间，是椎体之间的主要连接结构，由纤维环及髓核两部分构成。

由于 C_1 与 C_2 之间为寰枢关节结构，故无椎间盘。C_2 以下各椎骨之间均由椎间盘连接，故颈椎间盘共有 6 块。

1. 纤维环　椎间盘的外周结构称为纤维环，由致密纤维软骨组织构成，质地坚韧，富有弹性，对其内容物（即髓核）起束缚及保护作用。其上下两面紧密连接于上下两个椎骨的椎体之上，又称为纤维软骨板；其余部分不与椎骨相连，是纯粹的纤维环状结构——纤维环。其构成纤维交叉编织，并且在横切面上呈同心圆形排列（电镜下可细分为 12 层），对其内容物（髓核）的束缚力量主要来源于此，也是最容易出现疲劳断裂、破损的部位（即髓核突出的部位）。从矢状径上观察，纤维环后壁较前壁厚实，从而有利于防止髓核向后凸出。

2. 髓核　椎间盘的内容物称为髓核，是含有大量水分的类黏蛋白样物质，含有软骨细胞及成纤维细胞，具有一定的弹性和张力，其含水量占 70% ～ 80%，椎间盘的膨胀力主要来源于此。

椎间盘通过纤维环的束缚与髓核的膨胀使其具有弹性，从而具有减震功能，达到保护椎体的目的；并可通过髓核的相对位移（在外力作用下）来改变椎间隙的前后高度对比，从而使脊柱具有被动运动的功能。当脊柱前面肌肉收缩而脊柱后面肌肉放松时，椎间隙前窄后宽，髓核在外力作用下后移，完成屈曲运动；当椎前力量解除后，髓核在纤维环的作用下复位，椎间隙恢复原有宽度对比，脊柱恢复原有功能位。

颈椎椎间盘的前缘高度为后缘高度的 2 ～ 3 倍。这种结构使椎间盘既适合于颈椎的外形，又有利于维持颈椎曲度。

颈椎间盘的高度总和，约占颈部总长度的 1/4；髓核多在椎间盘中部靠前，颈段脊柱运动轴线从此通过。

当脊柱前面肌肉收缩而后方肌肉放松时，椎间隙前窄后宽，髓核后移，完成屈曲运动，纤维环后壁因受到髓核的挤压而被牵张。此时，若脊柱前方肌肉放松或脊柱后方肌肉收缩，则纤维环后壁通过其固有张力归挤髓核复位，脊柱恢复直立；若脊柱前方肌肉持续不放松且脊柱后方肌肉收缩乏力，则纤维环无力归挤髓核复位，反而有可能出现断裂或裂隙，导致髓核溢出，从而形成解剖学上的椎间盘突出；若突出物刺激、压迫与之相邻的脊神经或脊髓，引发相应的临床症状，则构成临床上的颈椎间盘突出症。

（二）颈部关节

颈部关节是颈部被动运动的辅助轴心，由钩椎关节、椎间关节、寰枕关节等组成。

（三）颈部韧带

颈部韧带主要包括前纵韧带、后纵韧带、黄韧带、短韧带、棘间韧带、棘上韧带等。如果说颈部椎间盘、钩突关节、椎间关节、寰枕关节及寰枢关节等形成的颈部被动运动轴使颈部具备了能被动运动的基础，那么，颈部韧带则能够限制这种运动，防止其运动过大而超出正常生理活动范围，避免造成椎间盘及关节自身的损害，以及相邻组织如脊髓、脊神经的损伤。

颈部韧带的损伤除急性外力损伤外，也可出现慢性损伤。这种慢性损伤主要来源于两个方面。其一，为长期、过度地前屈或后仰姿势，造成韧带负重牵拉并超出其耐受范围而水肿、渗出；其二，为椎间盘膨出或突出后带来的持续性挤压，以及由此而产生的关节失稳带来的慢性牵张，从而出现水肿、渗出。不论哪种病因，失治、误治之后，其水肿、渗出未能完全吸收、消散，则继发机化、粘连、肥厚，甚至骨化、钙化（形成骨赘），严重时可形成"骨桥"。

三、颈部肌肉

颈部肌肉主要分前、后两组，是颈部主动运动时的动力源，也是维持颈椎稳定的外在力量，是保护椎间盘，防止椎间盘受到自身重力性挤压的主要力量，是防止椎间盘退变（膨出与突出），以及骨质增生、韧带劳损与骨化、钙化的基础。

（一）前群肌肉

前群肌肉主要有胸锁乳突肌及斜角肌。双侧肌纤维全部同时收缩时可使头部前屈，单侧肌纤维全部收缩时可使头部侧屈。双侧肌纤维部分收缩时可维持颈段脊柱的正常姿势（与颈后肌群协同作用）。

（二）后侧肌群

后侧肌群主要有斜方肌、肩胛提肌、菱形肌、竖脊肌、头颈夹肌等。肌纤维全部收缩时可使头后仰（双侧）或向同侧侧屈（单侧），肌纤维部分收缩时与颈前肌群相拮抗，维持颈肩部正常姿势（即静态向后用力拉脊柱，维持颈曲）。

四、颈曲与脊柱稳定

7节颈椎在椎间盘、椎间关节、钩椎关节、椎旁韧带及椎旁肌肉的协同作用下有机地结合在一起，形成一个凸向前、凹向后（侧位观）的生理弯曲，称为颈曲。颈曲并不是先天就有的，而是后天在婴儿会爬之后、在颈旁肌肉具备了一定的力量之后，才逐渐形成并维持的。引发并维持颈曲正常的主要力量，主要来源于两大方面，即颈曲的内稳定因素和外稳定因素。

（一）内稳定因素

内稳定因素分别来自颈椎椎体、椎间盘、钩椎关节、椎间关节及椎旁韧带。它们有机地连接在一起（包括直接连接与间接连接），使脊柱具备了既能动又不能过度运动的基础，且这种运动只能是被动的。它们是维持颈曲正常存在及脊柱稳定的内在因素，其中任何一个环节出现变化，都会导致颈曲改变并引起脊柱失稳。

（二）外稳定因素

外稳定因素来源于椎旁及颈肩部肌肉，分前、后两组，是使脊柱完成前屈、后伸、左右侧屈、回旋等功能活动（主动运动）的动力源，也是维持颈曲及脊柱稳定的外部力量。当两组肌肉力量均衡、协调时，颈曲正常，脊柱稳定；当一组或一条肌肉受损、力量下降时，双方原有的动态平衡被破坏，颈曲肯定会出现变化并导致脊柱失稳。

脊柱的内稳定因素和外稳定因素相互依托、相互支持与保护。当外稳定（肌肉力量）强大时，肌肉具有足够的收缩力及张力（支撑力），能有效地保护椎间盘，使其较少受到来自自身重力的压迫，能延缓、防止其膨出与突出。因此，肌肉力量的强大对椎间盘具有很好的保护作用；反之，则会加剧椎间盘的退变，给内稳定增加负担。同样，当椎间盘正常时，椎旁肌肉受力均匀，不容易损伤；而当椎间盘退变、椎间隙变小之后，椎间关节及钩突关节间隙也变小，摩擦增多，诱发骨质增生、韧带肥厚及骨化、钙化等，使内稳定下降，增加外稳定负荷，从而使肌肉受到来自于脊柱失稳后的慢性静力性牵拉而出现损伤，功能下降。而肌肉功能下降后，又反过来加重椎间盘的负担，从而形成恶性循环。

两项比较可得知，外稳定较内稳定更重要，因为外稳定对内稳定的保护更直接、主动；并且外稳定力的增强可通过主动锻炼获得。

五、与颈椎病相关的头颈部血液供给

血液是机体任一器官存活并发挥其正常生理功能的物质基础，一旦缺乏血液供给，器官相应的生理功能就会下降，严重时甚至会造成器官坏死、功能丧失。因此，保证机体器官足够的血液供给，是维持器官正常生理活动的必要条件；同时也是推拿治疗颈椎病时必须要考虑的重要因素。

六、与颈椎病相关的神经学知识

（一）脊神经

颈部脊神经共有 8 对，分别称第 1～8 对颈神经，其中第 1～7 对颈神经在相应椎骨上方的椎间孔出椎管，第 8 对颈神经在 C_7 与 T_1 之间的椎间孔出椎管（第 1 颈神经位于枕寰之间出椎管）（图 1-8）。

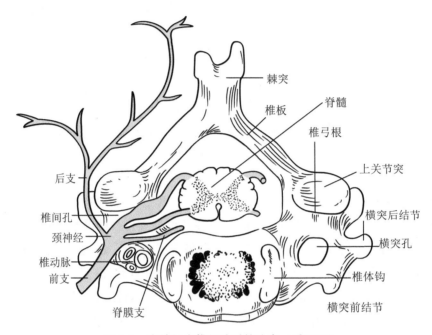

棘突
椎板
脊髓
椎弓根
上关节突
横突后结节
横突孔
椎体钩
横突前结节
后支
椎间孔
颈神经
椎动脉
前支
脊膜支

图 1-8　**脊神经出椎间孔后的分支（后面观）**

脊神经由前、后根在椎间孔内合并而成。一般前根为运动性，起于脊髓前角，除含有躯体运动神经外，在 T_1～L_3 段及 S_2～S_4 节段还分别含有交感神经纤维和副交感神经纤维，躯体运动神经支配骨骼肌运动，内脏神经的传出神经即交感神经和副交感神经的功能既相互对立又相互协调，支配心肌、平滑肌、腺体等内脏运动。后根为感觉性，止于脊髓后角，除含躯体感觉神经接受皮肤感觉外，在 T_1～L_3 段及 S_2～S_4 节段，还含有内脏感觉神经，传导内脏感觉。每对脊神经，均由前、后根汇集而成。因此每对脊神经都是混合性神经。

脊神经的神经干很短，出椎间孔后立即分为脊膜支、前支、后支及交通支。

（二）内脏神经

内脏神经是指调节和控制内脏即心脏、心血管、腺体等感觉及运动的神经系统。由于内脏活动通常不直接受到人们意识的控制（但可受到人的情绪影响），故又称自主神经（躯体神经为自律神经，受人的主观意识控制）。

内脏神经按功能可分为内脏感觉神经与内脏运动神经。

内脏感觉神经属传入神经，它将来自于内脏、心血管等处的感觉冲动传入各级中枢，经中枢整合后再通过内脏运动神经来调节这些器官的运动。

　　内脏运动神经为传出神经，又称自主神经，分交感神经与副交感神经两部分，主要支配内脏及心血管壁上的心肌、平滑肌和腺体运动。每一个脏器都受到交感神经与副交感神经的双重支配。它们对同一脏器的作用既互相拮抗又互相统一。当交感神经兴奋性增强而副交感神经相对抑制时，机体运动增强，出现心率加快、血压增高、支气管扩张、腺体分泌减少等；当副交感神经兴奋性较高而交感神经相对抑制时，机体趋向安静与睡眠，出现心率变慢、血压下降、支气管收缩、消化活动增强等一系列与上述相反的生理现象，以利于体力的恢复及能量的储存。因此在临床上，应酌情调整整个自主神经系统的功能活动（图 1-9）。

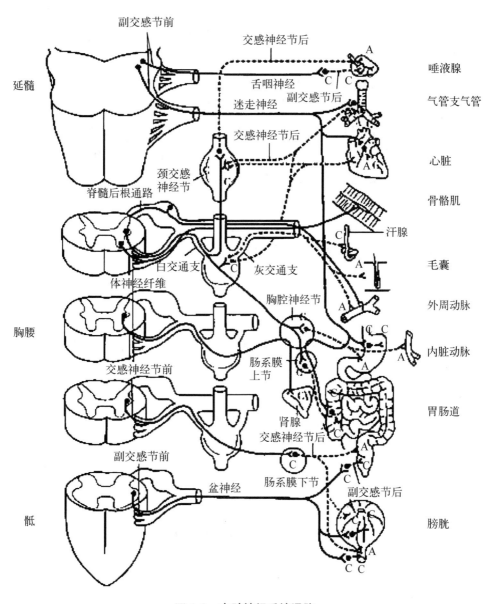

图 1-9　内脏神经系统通路

第三节 病因与病理生理

引起颈椎病的原因错综复杂，但归纳起来主要有以下 5 点。

一、颈部慢性静力性损伤（劳损）引起的颈椎病

颈部慢性静力性损伤（劳损）主要表现为不正确的工作与生活姿势，占颈椎病发病率的 50% 以上。

（一）不正确地使用枕头

不会用枕头是引起颈椎病的最常见病因之一。睡觉休息时枕头放置的位置不正确、枕头的高度不合理、枕头的形状不合适及不用枕头等均可引发颈椎病。因为人们在日常工作与生活中，头颈部经常处于前屈姿势，肯定会引起颈肩后部肌肉、韧带的疲劳，因此在休息及睡眠时，应该尽量使颈后部肌肉、韧带完全放松，消除疲劳。这就要求枕头必须放置于颈后而不是脑后（后脑勺）。只有以此为支点且高度合理，才能在休息时真正使颈肩后部肌肉、韧带完全放松，消除疲劳。否则，不但不能有效地消除疲劳反而有可能加剧这种疲劳，一旦当这种疲劳超过肌肉、韧带的耐受程度，就会出现轻微损伤（慢性牵拉伤），局部水肿、渗出，产生无菌性炎症。从而表现出局部肌肉僵硬、酸胀、疼痛不舒等自觉不适感。此时若合理调整并及时给予治疗，这些水肿、渗出会完全吸收、消散，不造成其他损害。但在多数情况下，人们常因症状轻微未引起足够重视或误认为是正常的疲劳而未予以理睬，致使其水肿、渗出未能完全吸收、消散，反而继发纤维化及粘连，从而引起颈后部肌肉的张力及弹性下降，功能受损，继而导致颈椎生理曲度变小、消失或反张甚至反向成角，直接影响椎动脉向脑部供血，诱发椎 - 基底动脉供血不足而导致功能性颈椎病发生。此外，颈肌功能受损后，对椎间盘的支撑与保护作用下降，诱发椎间盘膨出或突出，椎体骨质增生及前纵韧带和后纵韧带钙化，导致器质性颈椎病的出现。

（二）不正确的工作、生活姿势与习惯

不良的工作、生活、娱乐姿势与习惯是引起颈椎病的常见原因之二。人们习以为常地打麻将、织毛衣、在床上看书或躺在沙发上看电视，学生长时间写作业，电脑工作人员长时间上网，驾驶员长途驾驶及从事类似性质的工作，长时间地低头伏案姿势使颈后部肌肉、韧带处于被牵张状态，当这一牵张达到生理耐受需求期时（一般为 30 分钟左右），机体便会产生疲劳感或酸胀、僵硬、疼痛等不适感。此时即应迅速调整体位、改变姿势，并应主动反向用力使肌肉收缩，消除牵拉，避免造成慢性静力性损伤而产生无菌性炎症。此时若不改变姿势，当这一持续牵张力超过肌肉及韧带生理承受极限（指时间，一般为 2 小时左右，积极主动的锻炼可使时间相对延长，而从不锻炼可使时间相对缩短）时，便会造成肌肉、韧带损伤，引发无菌性炎症。同样因症状轻微未引起重视或以工作繁忙为借口疏于治

疗，则可继发机化、粘连，导致颈肌功能受损，诱发颈椎病。

二、颈部肌肉、韧带的各种急性损伤失治、误治引起颈椎病

颈部肌肉、韧带的各种急性损伤失治、误治是引起颈椎病的第二类原因。人们在日常工作与生活中，不可避免会发生各种颈部损伤，如遭遇汽车急刹车、跌扑摔倒、运动员动作失误等，由于动作性质特殊，力量常较大、突然且疏于防范，致使颈部被动运动过大，超出肌肉、韧带的生理许可范围（指长度与重量），引起肌肉、韧带附着处的急性牵拉伤，局部水肿、渗出，产生无菌性炎症（力量过大时，甚至可以直接损伤椎间盘，引起其膨出或突出）。此时若不及时治疗，或治疗不彻底，或方法不正确，或未采取任何治疗措施，其水肿、渗出很难自行吸收、消散，反而极易继发机化、粘连，使颈部肌肉、韧带功能受损，椎间盘受压增加，诱发颈椎病（错误治疗更可怕）。

三、颈部骨折、脱位、手术等术后必需的外固定引起颈椎病

颈部骨折、脱位及手术后必需的外固定是引起颈椎病的第三类原因。在颈部骨折、手术、脱位的同时，颈部软组织不可避免会有不同程度的水肿、渗出或出血，为机化、粘连提供了足够的物质基础；又因术后所必需的外固定，使颈部运动相对减少或暂时完全丧失，致使颈部缺乏平素的各种正常生理活动，血液循环相对缓慢，不利于这些水肿及出血的吸收、消散，反而为粘连提供了必需的外部条件。两者相合（有水肿、出血及缺乏适当的功能运动），导致颈部肌肉、韧带粘连，功能受损，诱发颈椎病。而术后正确、适时的功能训练可减轻或消除这一损害；但若训练不得法，则于事无补或有可能加重损害。

四、生理退变引起颈椎病

正常的生理退变是引起颈椎病的第四类原因（器质性颈椎病多由此而起）。随着年龄的增长，生理退变在所难免。这种退变首先从肌肉开始，表现为力量不足、功能下降；其次是椎间盘出现膨出或突出；继而出现骨质增生，或前纵韧带、后纵韧带骨化、钙化等。因为正常的肌肉功能除具有收缩力，能使脊柱（颈段）完成前屈、后伸、左右侧屈、环转及旋转等功能活动，维持脊柱的生理平衡外，还具有一定的弹性与张力（支撑力），能够稳定脊柱的正常高度，减少外力及自身重力对椎间盘的挤压。生活中可以发现，当人们收缩肌肉伸直脊柱时，身高会略有增加，此时椎间隙相对较宽，椎间盘承受的重力挤压力相对小；但随着年龄的增长，肌肉逐渐萎弱无力，这一支撑力日趋下降，使椎间盘承受的生理性与外力性压力逐渐增大，从而出现退变。椎间盘自身缺乏血液供应，是人体生理上退变最早的组织之一，退变主要表现为髓核不断脱水、内压下降，以及纤维环不断出现裂隙并增多、加大，束缚力下降。两者相合，使椎间盘出现整体高度下降，直径增宽并向外膨凸的趋势，即椎间盘膨出；严重时，髓核可自纤维环的裂隙中向外溢出，形成椎间盘突出，

这一生理退变可引发一系列的病理改变。

1. 膨出与突出向后，可直接刺激、挤压位于其侧后方的脊神经或正后方的脊髓，引发脊神经及脊髓症状。

2. 椎间盘整体高度下降后，使颈椎整体长度变短（颈椎间盘总长度占颈部总高度的1/4），从而使椎动脉相对变长而出现阶段性隆凸，血供受阻，出现椎-基底动脉供血不足症状。

3. 椎间盘退变后，椎间隙变窄，椎间孔也随之变小，容易直接刺激、压迫从孔内穿过而出的脊神经，引发脊神经症状。

4. 椎间隙变窄后，颈椎钩椎关节及椎间关节间隙相对变小，摩擦增加，诱发骨质增生。骨质增生后，脊柱颈段失稳，出现侧弯，从而使脊神经受到牵拉，椎动脉受到扭转而出现脊神经与椎动脉症状。关节失稳后，颈部肌肉、韧带会受到来自脊柱自身的不间断的牵拉以维持脊柱的内外平衡，从而诱发或加剧颈部肌肉、韧带的劳损，出现炎性反应、肥厚或骨化、钙化。

5. 椎间盘纤维环向外膨出后，挤压前、后纵韧带，使其受到持续性挤压，局部水肿、渗出，产生无菌性症状。又因这一刺激是长期存在的，所以不但不容易吸收、消散，反而极易继发机化、粘连（肥厚），甚至可骨化、钙化，形成骨赘及骨桥。而肥厚、骨化或钙化后的韧带，又可因其占位而刺激、影响与之相邻的（前部）食管及会厌部，（或后部）椎管而引发一系列临床症状。

五、受寒

颈部受寒是诱发颈椎病的外部条件之一。因为局部受寒后血液循环相对缓慢，神经敏感性下降，肌肉容易出现不协调收缩，容易出现轻微损伤而水肿、渗出。而受寒后水肿、渗出又不易排出反而易于继发机化、粘连，引发颈椎病。

第 2 章 颈椎病的诊断

第一节 临床表现及影像学检查

一、临床表现

本病的临床表现主要有颈部疼痛、麻木、酸胀，连及头、肩部、上臂疼痛，有相应的压痛点伴感觉异常。颈部僵直，转动不灵活，活动受限，上肢麻木乏力，甚至肌肉萎缩。步态不稳伴踩棉感，甚至步态蹒跚，上肢精细动作减退，下肢肌张力增高。部分患者可有眩晕、耳鸣、头痛、视物模糊等症状。

按压同侧相应的颈椎间隙，或叩击头顶，则疼痛加剧。将颈部向健侧极度旋转，患侧上肢外展90°，且尽量后伸时，患肢放射痛明显加剧。

二、体征

（一）颈旁压痛敏感点

在颈旁（多位于夹脊穴），可找到明显的阳性反应或压痛敏感点，刺激、压迫此点可诱发或加重症状（而施力得当则可减轻症状或有舒适感）。

（二）相应的检查支持

1. 椎间孔挤压试验　患者正坐，医者双手相合置于患者头顶，加压后使患者做颈部前屈、后伸、左右侧屈及旋转运动，诱发或加重症状为阳性。本试验适用于神经根型、椎动脉型、脊髓型颈椎病（图 2-1）。

此机制在于，头顶加压后使颈部椎间隙相对变窄，更容易使脊神经、脊髓、椎动脉等受到刺激及压迫，从而诱发或加剧症状（咳嗽、打喷嚏或遭遇颠簸震荡后症状加剧即同此理）。

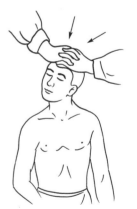

图 2-1　**椎间孔挤压试验**

2. 叩顶试验　患者正坐，医者一手以掌置于患者头顶，另一手握拳适力叩击按压在患者头顶的手掌，诱发或加剧症状为阳性（图 2-2）。此检查机制同椎间孔挤压试验，但动作相对急剧，容易诱发椎间盘膨出或突出（临床时有发生），应慎重使用（椎间孔挤压试验用力相对均匀，检查机制相同，但安全系数高）。

3.颈椎牵引试验　适用于神经根型、椎动脉型、脊髓型颈椎病。患者正坐，医者一手托扶患者枕后，另一侧前臂弯曲，以肘部托扶患者颌下，两侧同时缓慢用力向上提端患者头颅并不断改变方向，症状减轻或消失者为阳性（提示症状系颈部受压引起，且提示牵引对改善患者症状有效，并提示出适宜的牵引角度）。其检查机制与叩顶试验相反。若牵引后症状反而加剧，则提示症状系神经受到摩擦引起，暂时不适行牵引治疗（图2-3）。

4.臂丛神经牵拉试验　适用于神经根型颈椎病。患者正坐，医者一手握紧患者伤臂手腕部，另一手推按患者肩部或颈侧，两侧同时反向用力拔伸牵拉，诱发或加重臂丛神经症状者为阳性。其机制在于，牵拉上肢后使关节间隙增大，臂丛神经相对绷紧，容易与刺激物发生摩擦而出现症状。

5.生理反射　神经根型颈椎病可见上肢腱反射减弱，下肢腱反射正常；脊髓型颈椎病可见上肢腱反射减弱，下肢腱反射亢进。

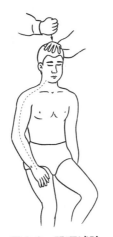

图 2-2　**叩顶试验**
（箭头示施力方向）

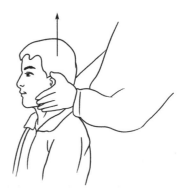

图 2-3　**颈椎牵引试验**（箭头示施力方向）

三、影像学及其他检查

（一）X 线检查

X 线检查是颈椎损伤及某些疾病诊断的重要手段，也是颈椎最基本最常用的检查技术，即使在影像学技术高度发展的条件下，也是不可忽视的一种重要检查方法。

X 线检查对判断损伤的严重程度、治疗方法的选择、治疗效果的评价等提供影像学基础。常拍摄全颈椎正侧位片、颈椎伸屈动态侧位片和斜位片，必要时拍摄 $C_1 \sim C_2$ 开口位片和断层片。正位片可见钩椎关节变尖或横向增生、椎间隙狭窄；侧位片见颈椎序列不佳、反曲、椎间隙狭窄、椎体前后缘骨赘形成、椎体上下缘（运动终板）骨质硬化、发育性颈椎管狭窄等；过屈、过伸侧位可有节段性不稳定；左、右斜位片可见椎间孔缩小、变形。有时还可见到在椎体后缘有高密度的条状阴影，多为颈椎后纵韧带骨化（ossification of posterior longitudinal ligament，OPLL）。

颈椎管测量方法（图 2-4）：在颈椎侧位 X 线片上，$C_3 \sim C_7$ 任何一个椎节，椎管的中矢径与椎体的中矢径的比值如果 $\leqslant 0.75$，即诊断为发育性颈椎管狭窄。节段性不稳定在交感型颈椎病的诊断上有重要意义，测量方法（图 2-5，图 2-6）：即在颈椎过屈过伸侧位片上，于椎体后缘连线延长线与滑移椎体下缘相交一点至同一椎体后缘之距离之和 $\geqslant 3$ mm 或椎体间成角 $> 11°$，提示颈椎节段性不稳。CT 可以显示出椎管的形状及 OPLL 的范围和对椎管的侵占程度；脊髓造影配合 CT 检查可显示硬膜囊、脊髓和神经根受压的情况。

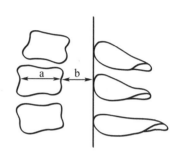

图 2-4　**发育性颈椎管狭窄测量示意图**

a 为椎体中矢径；b 为椎管中矢径。椎管椎体中矢径比值为 $\dfrac{b}{a}$，若比值 $\leqslant 75\%$，则为椎管狭窄

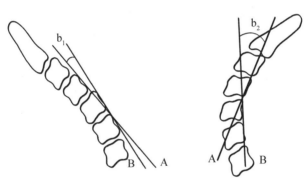

图 2-5　**颈椎节段性不稳定（椎间成角）测量方法**
当 $b_1 + b_2 > 11°$ 视为不稳定

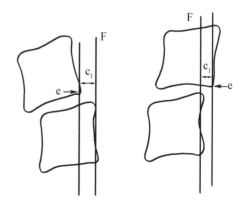

图 2-6　**颈椎节段性不稳定（椎间滑移）测量方法**
当 $c_1 + c_2 \geqslant 3$mm 视为不稳定

（二）CT 检查

CT 为水平位断面，可准确提示出椎间盘突出的方位、大小，与硬膜囊、脊髓及脊神经的关系，并可观察到横突孔、骨间嵴、后纵韧带、黄韧带及椎管情况，为临床提供佐证。但它不能说明是否或一定会出现哪些临床症状及体征（硬膜囊轻度受压时不一定出现脊神经及脊髓症状）。

（三）MRI 检查

颈椎 MRI 检查可以清晰地显示出椎管内脊髓受压部位、形态改变及脊髓内部的信号改变，对于颈椎损伤、颈椎病及肿瘤的诊断具有重要价值。当颈椎椎间盘退变后，其信号也随之发生改变，无论在矢状面或横断面，都能准确诊断椎间盘突出。磁共振成像在颈椎疾病诊断中，不仅能显示颈椎骨折与椎间盘突出向后压迫硬脊膜囊的范围和程度，而且可以反映脊髓损伤后的病理变化。脊髓内出血或实质性损害一般在 T_2 加权图像上表现为暗淡或灰暗低信号影，而脊髓水肿常以均匀的条索状或梭形高信号出现。

MRI 主要用于观察椎管内情况，便于了解椎管狭窄的原因、程度及硬脊膜（脊髓）受压的情况，为解释临床症状提供依据。

CT 与 MRI 可以为解释临床症状提供有力的佐证，协助诊断。但许多 CT 及 MRI 报告提示有椎管狭窄、硬膜囊与脊髓受压，在临床上患者并未见有任何相应的症状。影像学检查仅提供解剖学上位置关系的改变，并不告之生理学上的变化。这就像用一把匕首尖按压穿在身上的羽绒服，表面上看起来羽绒服已被压凹陷，但人体并不一定有痛感。这是因为椎管内壁与硬脊膜之间存在有间隙，充满脂肪；硬脊膜与脊髓之间同样存在有硬脊膜下腔、蛛网膜、蛛网膜下腔、软脊膜，各层之间存在有空隙及脑脊液，具有一定的缓冲能力。

因此，我们要重视影像学检查及结果，但也不能迷信之。它虽不能告诉我们患者已有哪些症状，但可提示会有哪些趋向。

（四）其他检查

经颅彩色多普勒超声（TCD）、数字减影血管造影（DSA）、磁共振血管成像（MRA）可探查基底动脉血流、椎动脉颅内血流，椎动脉造影和椎动脉彩超（CDFI）可探查椎动脉起始部血管及血流情况，是推测椎动脉缺血情况的有效手段，是临床诊断颈椎病，尤其是椎动脉型颈椎病的常用检查手段。

第二节　颈痛原因

颈部疼痛，不管是在年轻人，或者是中老年人身上，都是一个常见的症状。它的证候有局部性的和传导性的。局部性是指单单颈部感到疼痛，它可能是韧带扭伤、肌肉拉伤，或者是关节的磨损退化；传导性是指除了颈部不适之外，同时伴随着手麻、手酸痛的情形，这多半是颈椎神经根被压迫，或者是从颈部到手臂，甚至手腕的筋膜，出现炎症、粘连、挛缩所导致的。

颈痛的原因相当复杂，包括个人体质、心理状态、日常和工作姿势、睡眠姿势、运动量、创伤及营养等。很多时候，颈痛并不是由单一原因造成，而是受多因素影响。所以要认识所有风险因素，加以防范。目前认为导致颈痛的原因主要有以下 6 种。

1. **个人体质**　颈部纤长瘦弱，颈椎骨细小（一般较常见于年轻女士），是造成退化诱因之一。颈部肌肉附着点较少，加上肌肉大多乏力，颈椎容易失稳，加速颈椎退化。肩部微斜（俗称 A 字膊）的人也容易颈部不适，原因在于他们背书包或手袋于一侧时，为使物件不致往下滑，肩部便需要提起，容易造成肩部肌肉过劳，感到不适。

2. **心理状态**　情绪会影响颈部姿势。当一个人情绪低落时，时常都会垂头丧气；又或当一个人紧张时，如与他感到重要的人谈话时，都不自觉地微微缩起肩部，使肩颈肌肉过分紧张。求职者、求医者甚至是打麻将者，也经常提起肩部。

缺乏自信或害羞者，时常垂低头部；身材矮小男士为代偿自卑心态而采取公鸡似的姿势，使颈部过分前倾。这些姿势长远来说，都会造成颈部不适。

3. **日常及工作姿势**　要了解何为错误姿势，必先认识怎样才是正确姿势。姿势正确时，头部处于颈椎上面。从侧面看，耳朵、肩膀及髋关节应处于同一重心线上。若闲时或工作时，颈部偏离这个姿势，颈部就会容易出现疼痛。很多时候，尤其是学童及办公室一族，大多数时间颈部处于不良姿势，坐位时他们大多将身体向前屈曲，头部往前倾，大大增加颈部压力，使颈椎提早退化。

椅子高矮，也与姿势关系密切。椅子太矮，通常背部会弯起，足向前伸；椅子太高，则会将双臂及肘放在桌上，致使颈背肌肉绷紧。

除了坐姿外，反复性动作，尤其是不正确动作，也容易引起颈部不适。很多主妇都会抬起头来，伸长一只手来回抹窗。因肩颈肌肉需要持续收缩，容易引致肌肉疲劳。同样长时间抬头清洁油漆天花板，也会引致颈痛。

4. **睡眠姿势**　枕头的形状、软硬度和大小，影响着颈部姿势。仰睡时，使用过高的枕头会使颈部过分前屈，致使肌肉紧张；使用过矮的枕头则颈部得不到承托，醒来时同样会有颈部不适感。侧卧时，过高或过矮的枕头都不能有效支持颈部，尤其是时常侧向一方的人，颈部极易侧弯，致使颈部两侧肌肉不平衡而提早退化。

5. **运动量**　长时间维持头部在同一姿势不动，如对着电脑埋头苦干，或缺乏适当运动，都会加快颈椎间软骨的退化。其原因在于颈椎间软骨的营养供应，与海绵吸水原理相似，软骨受压时，内里水分会挤出；软骨受压减少时，水分和营养便会进入。倘若软骨所受压力恒定不变，所得营养自然较少，颈椎便容易退化。不正确的运动，如瑜伽中的肩立会过分牵拉颈部，也可引致颈部不适。

6. **创伤**　从婴儿开始，直至长大成人，颈部都面临着不同程度的创伤风险。因未能透过自然分娩而必须被产钳钳出来的婴儿，颈部受伤的概率极高，致使出现神经拉伤的症状。

随后在照顾婴孩时，举高并左摇右摆，或抱起时没有支持婴儿脆弱的颈部，都能引致颈部创伤，严重的甚至会出现抽搐及瘫痪等症状。

孩提时代，跌跌撞撞、翻转、滚地等极为常见，容易引起颈部创伤。成年后，刺激游戏如碰碰车、过山车、快艇及划水等，都可以造成颈部创伤。撞车时纵使速度只有 15km/h，亦会引起颈部的创伤。

这些活动或意外因会加速或减速，让躯体与颈部移动速度有别，容易拉伤颈部肌肉及软组织，引发颈痛及神经痛。引起颈痛的主要疾病包括以下 6 种。

1. 颈肩肌筋膜症　肌筋膜痛可发生于任何年龄，但以中年居多，女性及劳动者较多，腰背部或颈肩部都是好发部位。多数患者可指出疼痛部位，痛可向远处放射，如涉及肩臂部或上背部及头部，还可伴有交感神经症状如头痛、头晕、耳鸣甚至手臂发凉、血压改变等。

2. 落枕　晨起颈项、肩背部疼痛，酸困不适，多为一侧，双侧者不多见。重者头常向患侧倾斜，颈部不能自由旋转、回顾，颈部活动时，疼痛加剧。

3. 颈椎综合征　是由于颈椎的退行性变而刺激或压迫周围的血管、神经等，引起肩臂疼痛或眩晕、瘫痪等多种症状，但以肩臂痛占大多数，所以称为颈肩综合征。

4. 项韧带钙化症　患者项韧带钙化时，一般主诉为颈椎病的常见症状，并无特殊症状，甚至部分患者没有明显的症状。

5. 斜方肌综合征　指原发于斜方肌的疼痛，压痛可局限，并向肩部放射。

6. 颈部软组织损伤　有明显的外伤史，伤后颈部疼痛，有负重感，伤处有压痛，疼痛可循颈后到枕部，或放射到一侧或两侧的肩部和肩胛部。损伤较重时颈部疼痛也较甚，或呈现僵直状态，各种活动功能受限，甚至出现头重、头痛、耳鸣等交感神经症状。本病也可出现一侧或两侧上肢麻木、无力、沉重等神经根受压症状。

从疼痛的感觉来做一个判读：当肌肉拉伤、韧性扭伤及某些椎间盘的问题发生时，会感到一动就痛，而且疼痛剧烈，急性期过后，原先的刺痛就不再明显，转而变成一种酸痛感，闷闷的，很不舒服，总想动一动才行；如果是一种深层的，像是钻子钻一样的感觉，则多半是骨头、关节出了问题；又如果这种疼痛会像电一样的传导，往往和神经压迫有关，而如果会麻的话，可能是感觉神经受压迫，也可能是血管受压不流通。

其次是疼痛时间的长短。一般来说，肌肉拉伤造成的颈部疼痛，约几天或者一两周就会痊愈；韧性扭伤则可能要一两个月才会痊愈；而椎间盘突出的话，可能要 3 个月至半年才会好。

再次是疼痛发作的频率。肌肉拉伤、韧性扭伤等属于机械性损伤者，一般在做转动、前仰后伸等动作时，会出现疼痛，休息时疼痛减轻；如果不是单纯的机械力学的问题，比方说结晶物等代谢物质过度堆积，则不管休息或治疗，一直疼痛，夜间还会痛醒。如果是因为肿瘤压迫导致的疼痛，则不管何时何地都会感到疼痛。

　　颈部疼痛应与颈椎病相鉴别。颈部疼痛是颈椎病的一种临床表现。颈椎病是一种以退行性改变为病理基础的疾病，主要由于颈椎长期劳损、骨质增生，或椎间盘突出、韧带增厚，致使颈椎脊髓、神经根或椎动脉受压，出现一系列功能障碍的临床综合征。其表现为颈椎间盘退变及其继发性的一系列病理改变，如椎节失稳、松动；髓核突出或脱出；骨刺形成；韧带肥厚和继发的椎管狭窄等，刺激或压迫了邻近的神经根、脊髓、椎动脉及颈部交感神经等组织，并引起各种各样症状和体征的综合征。

第三节　颈椎病鉴别诊断

一、落枕

（一）概述

　　落枕是颈椎小关节错位中较典型者，往往是在颈椎小关节错位的基础上合并颈部肌肉、韧带损伤，痉挛较重；也可只是肌肉、韧带损伤而无颈椎小关节错位；且多有受寒史，于睡醒时发现。

（二）病因病理

　　1. 睡眠过程中，颈部肌肉、韧带相对放松，如睡卧姿势不正确或单一睡姿过久，可导致颈部肌肉、韧带受到慢性静力性牵拉伤，局部水肿、渗出、产生无菌性炎症。

　　2. 睡眠时颈部肌肉、韧带松弛，关节囊也松弛，椎体稳定性相对下降，翻身时或惊醒时颈部肌肉的突然不协调收缩，可牵拉或推挤椎体移动而产生错位；在椎体移动过程中，关节囊滑膜也可被挤压在上、下关节突之间而产生嵌顿；同时加剧韧带、肌肉的牵拉伤。

　　3. 受寒可直接导致局部血液循环障碍，影响颈部肌肉的收缩功能而出现紧张、痉挛；同时也可影响正常生理代谢产物的排泄，从而使颈部肌肉、韧带功能失调而诱发或加剧本病。

（三）临床表现

　　1. 疼痛　多在醒后发现一侧颈部、肩部肌肉僵硬、酸胀、疼痛不舒，且多伴有紧张、紧束感，程度可轻可重，一般以肌肉损伤明显者痛剧，而以错位为主者痛轻。疼痛的部位以斜方肌上束及中束、肩胛提肌、菱形肌为主，以头、颈夹肌为辅，偶可涉及斜角肌及胸锁乳突肌。疼痛严重时，可向同侧头颈部及上肢放射。肌肉紧张、痉挛刺激、压迫周围神经引起的干性神经痛，不同于颈椎病变的根性神经痛。

　　2. 压痛　颈、肩部出现广泛的疼痛及压痛点，并可以触摸到紧张痉挛的斜方肌、肩胛提肌及菱形肌等。压痛点多位于肩井穴（斜方肌上部肌束），肩中俞穴，肩外俞穴（斜方肌中部肌束），附分穴（肩胛骨内上角，肩胛提肌下附着点）至膈关穴（肩胛骨内缘，菱形肌外侧附着处），风池穴（头颈夹肌、竖脊肌、胸锁乳突肌附着处），风府穴（棘上韧带附着处）。

3. 颈部功能受限　头顶歪向患侧，下颌指向对侧，前屈后仰及旋转功能均受限，以向患侧旋转受限明显，患者多以腰椎旋转功能代偿颈椎旋转功能。

4. 触诊　有时可触摸到偏歪的棘突。

5. X线片　多数无阳性发现。

二、寰枢椎半脱位

（一）概述

寰枢椎半脱位是指 C_1、C_2 之间错位并合并有局部软组织损伤的一种病症，多见于颈部损伤之后。外伤严重时，可出现脊髓损伤，从而引起臂丛神经受刺激或脊髓压迫症状。

为适应颈椎功能活动的需要，C_1、C_2 在结构上各有其特点。

C_1 又称寰椎，特点是无椎体、棘突及横突，仅有两个侧块及前、后二弓组成。侧块上面有一对向上的关节凹，与枕骨髁构成寰枕关节；在前弓后缘有一凹陷，称为齿突凹，与枢椎齿突构成寰枢关节。

寰枕关节：由寰椎侧块上的关节凹与枕骨髁构成，有翼状韧带、寰椎十字韧带保护，属于联合关节。头颅在此关节上，可做前屈、后仰及左右侧屈运动。

寰枢关节：由3个相对独立的关节构成。两个由枢椎上关节面与寰椎下关节面构成，称为寰枢关节；另一个由枢椎的齿突与寰椎前弓后缘的齿突凹及其后方的寰椎横韧带构成（又称寰齿关节）。3个关节为一整体，属联合关节。寰椎连同头颅以齿突为轴，在神经、肌肉的作用下做环转运动。

（二）病因病理

寰枢椎半脱位多因外伤而致，外力的大小可轻可重。轻者可因如突然、快速地扭转颈部，或做前滚翻运动时动作失误引起；重者可因运动中跌倒，或遭遇急刹车，或牵拉颈部旋转等所致。

1. 寰枢关节在外力（上下方向的牵拉力及左右旋转力）作用下突然被动运动，且运动速度过快，运动幅度过大，致使关节滑膜运动不协调而嵌塞在关节缝中造成错位。

2. 颈部肌肉在外力作用下突然受到过度被动牵拉，包括肌肉的突然不协调主动收缩，可造成颈部肌肉急性牵拉伤，局部水肿、渗出，产生无菌性炎症。

3. 因关节的被动运动过于突然，范围过大，在关节错位的同时，常伴有相关韧带（寰椎横韧带、十字韧带、翼状韧带、棘上韧带）急性牵拉伤，局部水肿、渗出，产生无菌性炎症。

4. 外伤严重时，齿突可刺激寰椎横韧带后方的脊神经或脊髓，从而引起脊神经或脊髓的刺激与压迫症状（脊髓挥鞭样损伤）。

（三）临床表现

1. **多数人有明显、典型的外伤史**　患者多自知，如遭遇汽车急刹车、玩跳床、蹦极、碰碰车、跌倒、颈部被别人牵拉或扳动等。部分患者回忆不起，有些人甚至在起床后即发现症状（是睡眠翻身时或穿衣时动作失调等引起）。

2. **颈部疼痛**　伤后即出现，逐渐加重，痛位局限，以枕突下为主。受牵连的软组织包括棘上韧带、翼状韧带、寰椎十字韧带等；病情较重时可出现乳突下、颈旁疼痛，提示头颈夹肌及竖脊肌等被牵及，呈现急性颈肌扭挫伤症状。在遭遇颠簸、震荡时通常引起症状加剧。

3. **压痛点**　明显而局限，多数只位于枕突下 C_1、C_2 之间（风府穴），偶尔可涉及乳突下（风池穴）。伴颈肌损伤明显时，可出现相应压痛点（阿是穴）。

4. **功能活动受限**　患者多因怕疼而不敢活动颈部，从而出现僵硬姿势。实际上，患者前屈、后仰及左右侧屈运动多无碍，仅是左右旋转运动不能完成（不能做向左或向右看齐动作），且多为单侧，此乃寰枢椎半脱位典型体征之一。患者常以腰部旋转来代替颈部运动，走路多较轻微，怕震动。

5. **脊神经刺激症状**　外伤严重时可出现单或双侧上肢麻木、疼痛、窜痛等脊神经受刺激症状，即临床之"脊髓挥鞭样损伤"。疼痛多为灼痛或刺痛，从颈部放射至手指，活动颈部时症状更明显，因受累的神经干不同，放射痛涉及的手指也不同，如尺神经受刺激时多放射至环指、小指，而桡神经受刺激时则多放射至手背桡侧。活动上肢时，症状不能减轻，有时反而会加重，患者上肢因此喜置于功能位。因为活动颈部及震动可导致症状加剧，因此患者多出现走路轻、上下楼梯小心翼翼、头颈僵直不动（如顶水盆一般）特征。否则均可使疼痛、麻木等症状加剧。外力再大时，有可能出现脊髓损伤甚至脊髓断裂（患者出现瘫痪、病理反射阳性等）。

6. **体征**　叩顶试验（+），颈椎压迫试验（+），臂丛神经牵拉试验（+）（因患者症状、体征均已很典型，故多省略不做，以免加剧损害）。

7. **颈椎 X 线片**　①侧位片：可见寰椎前弓后缘与枢椎齿突前壁间隙改变。②张口位片：可见寰齿、寰枢间隙不等宽。

外伤较重时须排除齿状突骨折等病变。寰枢椎半脱位征象在急性头、颈部肌肉损伤时可出现，是一侧头、颈部肌肉紧张、痉挛，牵拉寰椎位移而引起。两症在临床上应注意鉴别（压痛点明显不同，一压痛点在风府穴，关节位置；另一个压痛点在肌肉附着处，大椎穴附近）。

三、胸廓出口综合征

（一）概述

胸廓出口综合征，包括"颈肋综合征""斜角肌综合征""肋锁综合征"，是指臂丛神经、锁骨下动、静脉在胸廓出口处受压而引起的一组上肢症候群。

胸廓出口上界为锁骨，下界为第一肋骨，其内侧端为肋锁关节，外侧端为中斜角肌。其中前斜角肌位于此空隙中，将此空隙分为内、外两部分，外侧为前、中斜角肌间隙，内有臂丛神经、锁骨下动脉通过；第一肋上面前斜角肌与锁骨之间的空隙有锁骨下静脉通过。

（二）病因病理

1. 先天因素　如颈肋、C_7 横突过长、前斜角肌解剖学变异等，都可造成臂丛神经及锁骨下动脉受到摩擦、挤压而致病。

因颈肋过长引起者又称"颈肋综合征"，因斜角肌变异引起者又称"斜角肌综合征"。

2. 骨折畸形愈合或局部下垂引起　锁骨骨折后畸形愈合，或骨痂过厚，或周围软组织肥厚，或锁骨上下移动较大，使肋锁间隙变小，造成臂丛神经及锁骨下动脉受到压迫而致，也称"肋锁综合征"。年老体弱或经常提携重物，造成肩胛骨下垂，锁骨也随之下降，靠近第 1 肋，导致肋锁间隙变窄，挤压臂丛神经及锁骨下动脉静脉而引发症状，也称"肋锁综合征"。

3. 斜角肌损伤引起　前、中斜角肌损伤痉挛或肥厚，可造成斜角肌间隙变小，挤压臂丛神经及锁骨下动脉而引发症状，也称"斜角肌综合征"，临床最常见。

（三）临床表现

本病以女性多见，30 岁左右发病，常见于用力多的一侧。

1. 患肢的臂丛神经受刺激　主要表现为肩、臂、手的麻木、疼痛，并有过电样放射感；常伴乏力、酸胀、感觉迟钝。疼痛的性质多为刺痛或灼痛，始于锁骨下窝止于手指（多不涉及颈部）。

因为受压神经干不同，放射痛的范围也不一致，临床上以尺神经受压最多见（环指、小指）。病久不愈，可出现相应神经支配区的肌肉萎缩、力量下降，表现出摸物易碰倒、持物易坠落的临床现象。

此臂丛神经受压症状与颈椎病神经根型无异，不同点在于本症的压迫部位在胸廓上口的神经干上，而颈椎病的压迫点位于椎间孔神经根上。此为干性受压，彼为根性受压。

2. 患肢血管受压症状　主要表现为患肢发凉、畏寒、温度降低、肤色苍白（此为动脉受压）；严重时可出现患肢青紫、肿胀（此为静脉受压明显）。触摸患侧桡动脉，可发现其搏动减弱或消失。测试患侧肱动脉，可发现患侧收缩压较健侧低 15～20mmHg，有人甚至出现患肢测不出血压。

3. 痛点及阳性反应物　因斜角肌、胸小肌损伤或紧张痉挛及肥厚等原因引起者，可在肌肉循行部位触摸到明显压痛点或阳性反应物。患者多有患处局部不适感。

4. 特殊检查　①斜角肌压迫试验（Adson test）（+）；②肋锁试验（Eden test）（+）；③过度外展试验（Wright test）（+）；④上臂缺血试验（Roos test）（+）；⑤锁骨上叩击试

验（Morley test）（+）；⑥肱二头肌反射及肱三头肌反射减弱或消失；⑦ X 线检查（颈椎正位片），有助于确诊是否有颈肋、C_7 横突过长、锁肋骨畸形等。

四、腕管综合征

（一）病史

1. 患手疼痛，主要为正中神经支配区疼痛，以示指、中指明显。夜间疼痛加剧，可从熟睡中痛醒，经活动后好转。有时疼痛向肩部放射。

2. 患手正中神经支配区有无感觉障碍。

3. 手部活动是否灵活，握力有无改变。

4. 有无腕部外伤、肿瘤、结核、腱鞘囊肿和其他内分泌代谢障碍等病史。

（二）解剖

腕管是一个骨 - 韧带隧道，底面和两侧由腕骨组成，腕横韧带横跨其上。腕管内通过的有拇长屈肌腱和 4 个手指的指浅肌腱、深屈肌腱，以及正中神经及其伴行动脉。正中神经位于腕横韧带与肌腱间，任何导致腕管狭窄的因素均可使正中神经受压，常见的有滑膜炎、肌腱炎、腕横韧带肥厚、腕管内肿瘤或囊肿等。

（三）检查

1. 查体

（1）手部正中神经支配区皮肤感觉迟钝或消失。

（2）大鱼际肌萎缩，拇短屈肌和拇短展肌肌力减弱，甚至完全麻痹，拇指不能对掌。

（3）屈腕试验阳性，即腕部极度掌屈，两手背相抵，2 分钟后手指出现麻木。试验时要求将两手感觉对比。

（4）腕部正中神经叩击试验（Tinel's 征）阳性。即以手指叩击腕横韧带时，正中神经支配区出现麻痛。

2. 特殊检查

（1）拍腕部 X 线片，了解有无腕骨骨质病变及骨折脱位。

（2）肌电图检查可发现正中神经支配的大鱼际肌失神经支配。

（四）诊断

腕管综合征表现为正中神经被卡压的症状。正中神经支配区感觉障碍及疼痛为主要症状，夜间加重，活动后缓解，鱼际肌萎缩、拇指无力也可出现。屈腕试验阳性，Tinel's 征阳性，即轻叩腕部正中神经部位，正中神经分布区有放射性疼痛。肌电图检查常发现正中神经的感觉神经传导速度减慢，运动神经也偶有传导时间延长。

（五）治疗

1. 理疗　病变早期采用理疗。

2. 腕管内注射疗法　早期病例效果良好。常用药物为泼尼松龙 12.5 ～ 25mg 加 2% 普鲁卡因 0.5ml，做腕管内注射，每周 1 次，3～4 次为 1 个疗程，超过 5 次无好转者，则不必继续注射。

3. **手术治疗**　经上述治疗无效，同时伴有大鱼际萎缩，进行性手部感觉减退和麻痛者，应给予手术治疗，手术方式为切除腕管内占位性病变，切开腕横韧带减压，必要时可做神经松解术

（六）疗效评价

1. **治愈**　手部无疼痛，活动及感觉恢复正常。

2. **好转**　手部无疼痛，运动及感觉有所恢复。

第 3 章　颈椎病治疗

一、非手术治疗

非手术治疗主要以手法为主，配合药物、针灸、牵引、练功等。

1. 手法治疗

(1) 松解类手法：①基本手法包括头颈部一指禅推法、点按法、滚法、拿法、揉法、推法、叩击法等，可选择上述一种或几种方法来放松颈项部的肌肉，时间可持续3～5分钟。②间歇拔伸法：患者仰卧位，一手托住颈枕部，一手把住下颌，纵向用力拔伸，持续2～3分钟，可反复3～5次。

(2) 整复类手法：①旋提手法；②定位旋转扳法；③坐位旋转法；④卧位旋转法。

2. 牵引疗法　患者坐于牵引椅上，套上牵引带，并分别固定于患者枕部和下颌部，头部略前倾15°，首次牵引重量为3～5kg，以后逐渐加重量，最大重量不超过10kg，每次20～30分钟，每天1～2次。如患者感觉在牵引时疼痛加重，或牵引后出现症状反而加重的情况，应及时停止牵引，而行人工仰卧位牵引。

3. 中药治疗　宜补肝肾、祛风寒、活络止痛，可以内服补肾壮筋汤或颈复康、根痛平颗粒等中成药；麻木明显者，可以内服全蝎粉，眩晕明显者可以服用愈风宁心片，也可以静脉滴注丹参注射液。颈臂疼痛者，治宜活血舒筋，可内服舒筋汤。

4. 中成药内服　可根据情况选用颈复康、颈痛颗粒、根痛平、祖师麻片等内服。

5. 针灸治疗　具有良好的疗效，可以明显改善症状。治疗以通经活络为大法，以局部阿是穴和手足三阳经穴为主，如颈夹脊、天柱、风池、曲池、外关穴。外邪内侵者，配风府、合谷、列缺穴；气滞血瘀者，配内关、膈俞穴；肝肾不足者，配肝俞、肾俞、气海穴。

6. 中药注射治疗　常用的有疏血通注射液、血栓通注射液、灯盏花注射液、天麻素注射液等。

7. 西药对症治疗

(1) 解热镇痛药：疼痛严重者可口服氯诺昔康、阿司匹林、吲哚美辛、布洛芬等。

(2) 解痉类药物：如盐酸苯海索、苯妥英钠、复方氯唑沙宗、巴氯芬等药，可解除肌肉痉挛，适用于肌张力增高，并有严重阵挛者。

(3) 营养神经系统的药物：维生素 B_1、维生素 B_{12}、甲钴胺等有助于神经变性的恢复。

（4）减轻神经水肿：对于颈椎病引起的急性疼痛症状，采取脱水疗法即20%甘露醇250ml和（或）激素（地塞米松10～15mg/d）；静脉滴注，持续3～5天，能有效地缓解症状。

8. **练功活动**　做颈项前屈后伸、左右侧屈、左右旋转及前伸后缩等活动，此外经常进行太极拳、健美操等运动锻炼也有益于该病症状的缓解。

9. **其他疗法**　如贴敷疗法、拔罐、熏蒸、中药离子导入、中频脉冲电治疗、红外线照射、电磁疗法、针刀疗法等。

二、手术治疗

手术治疗主要分颈前路手术和颈后路手术。

（一）颈前路手术

经颈前入路切除病变的椎间盘和骨刺并行椎体间植骨，优点是脊髓获得直接减压、植骨块（或钛网）融合后颈椎获得永久性稳定。在植骨同时采用钛质钛板内固定，可以提高植骨融合率，维持颈椎生理曲度。前路椎间盘切除椎体间植骨融合手术多适用于1～2个节段的椎间盘突出或骨赘所致神经根或脊髓腹侧受压者；节段性不稳定者。植骨材料可以采用自体髂骨、同种异体骨、人工骨如羟基磷灰石、磷酸钙、硫酸钙、珊瑚陶瓷等。椎间融合器（cage）具有维持椎体间高度、增强局部稳定性、提高融合率等作用，同时由于其低切迹的优点，可以明显减少术后咽部异物感和吞咽困难，专用的髂骨取骨装置可以做到微创取骨。对于孤立型OPLL、局限性椎管狭窄等可以采用椎体次全切除椎体间大块植骨钛板内固定的方法。如果采用钛笼内填自体骨（切除的椎体）钛板内固定则可以避免取骨。对于椎间关节退变较轻、椎间隙未出现明显狭窄的患者可以在切除病变的椎间盘后进行人工椎间盘置换术。

1. **颈椎前路椎间盘切除脊柱融合术**

（1）适应证与禁忌证：自20世纪50年代末，Smith和Robinson首次实施颈椎前路椎间盘切除脊柱融合术以来，该术式得到广泛开展。现在，对于有单节段或多节段根性症状而非手术治疗无效的颈椎病患者，我们推荐行颈椎前路椎间盘切除脊柱融合术。另外，明确因为相应椎间隙病变引起脊髓症状的患者，也可采用该术式。对于侧后方或中央型突出的软性椎间盘突出，我们也推荐行颈椎前路椎间盘切除脊柱融合术。如果前路操作有困难或患者之前接受过颈部手术影响前路显露，可选择后路椎板切开术或椎间孔切开术。

（2）术前计划：术前仔细查体，定位神经根或脊髓压迫节段。$C_2 \sim C_3$椎间隙病变会导致C_3神经根性受累，较为少见，通常没有运动功能损害。C_4神经根受累通常也没有运动功能损害，但常伴有肩部、肩胛骨内缘放射痛。$C_4 \sim C_5$椎间盘突出导致C_5神经根受累，表现为自上臂外侧沿中间向下的放射痛。患者通常主诉抬臂困难，临床体检可发现三角肌肌力减弱。C_6神经根常被受累，该类患者常主诉示指和拇指呈放射痛。另外，这些患者还常有肱二头肌肌腱反射减弱和腕伸肌肌力减弱。颈椎间盘突出最常见的节段是 $C_6 \sim C_7$，其病变会引起 C_7 神经根受损，导致中指放射痛，同时伴有肱三头肌肌腱反射减弱、肱三头肌肌力减弱。C_8 神经根受累会导致手的尺侧麻木和握力减弱。

同时，需要检查患者是否有脊髓受损的体征。这些体征包括病变部位以下的反射亢进或病理征，如下肢巴宾斯基征阳性和上肢霍夫曼征阳性。下肢可出现阵挛，而脊髓受损的手部体征为尺侧 2 个或 3 个手指的内收和外展肌力丧失。术前放射检查包括颈椎侧位 X 线片、斜位 X 线片，有助于评估椎间孔的大小，过伸、过屈位片则有助于排除隐蔽性的颈椎不稳。手术之前，必须做脊髓和神经根的影像学检查。脊髓造影后行 CT 检查可观察评估硬膜外、硬膜内及髓内病变。MRI 是检查椎间盘、神经根和脊髓的很好方法（图 3-1），除了判断神经根及脊髓受压情况，同时还是一种无创、无辐射的检查。

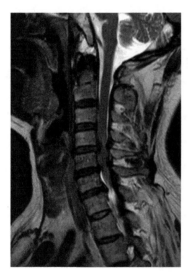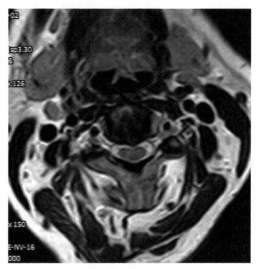

图 3-1　MRI 显示 $C_6 \sim C_7$ 中央型椎间盘突出

（3）手术方法：全身麻醉后，患者仰卧于手术台上。将一条毛巾卷放于患者肩胛骨下，使其颈部略微后伸。如果可能，将手术床的头端下降，使患者颈椎进一步后伸。麻醉师将气管插管固定于患者右侧口角，便于患者左侧颈部消毒铺巾。用宽胶带将患者双肩下拉固定。为减少损伤喉返神经的风险，选择左侧入路。在左侧，喉返神经在颈动脉鞘内进入胸腔，在主动脉弓下绕后上行进入颈部，位于气管和食管旁边；在右侧，喉返神经离开颈动脉鞘位置较高，走行靠前，位于甲状腺后。因此，右侧入路更容易损伤喉返神经。可选择横切口，也可沿胸锁乳突肌前缘行纵切口。与纵切口相比，横切口术后瘢痕相对美观。掌握体表解剖标志有助于确定皮肤切口位置（图 3-2）。

通常，舌骨位于 C_3 水平，甲状软骨位于 $C_4 \sim C_5$ 水平，环状软骨位于 C_6 水平。横切口用于 1 个或 2 个节段的手术，纵切口用于 3 节段以上的操作。在颈胸交界处，最好行纵切口，因为若不慎损伤甲状腺下血管，通过纵切口处理更加容易。切开皮肤后，很容易辨

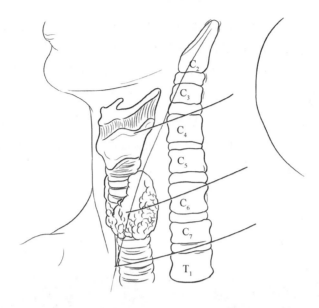

图 3-2　体表标志有助于确定皮肤切口位置

舌骨位于 C_3 水平，甲状软骨位于 $C_4 \sim C_5$ 水平，环状软骨位于 C_6 水平

认浅表的颈阔肌，用刀将其横行切开（图 3-3）。然后从胸锁乳突肌内缘继续进入，用钝性拉钩将颈动脉鞘向外拉开，将食管和气管向内拉开。甲状腺上下血管从颈动脉和甲状颈干横行至中间，若妨碍显露，可将其结扎切断。在中线可触及、辨认椎体及椎间盘，在椎间盘处，骨膜下剥离椎前筋膜和颈长肌。左、右颈长肌之间的中点可作为脊柱中线的标志。切开颈长肌边缘，辨认钩椎关节，确认椎体外侧缘。然后，在 1 个或 2 个节段置入定位针，透视颈椎侧位以确认手术间隙。

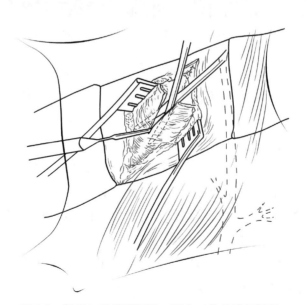

图 3-3　横切口显露颈阔肌，用电刀将其横行切断

　　显露椎间隙后，行前路椎间盘切除。用长柄 15 号手术刀在前纵韧带与纤维环处做长方形切口（图 3-4）。用髓核钳通过该切口去除包括退变的髓核在内的椎间盘。取出一定量椎间盘组织后，椎体撑开器适当撑开椎间隙，用髓核钳和刮匙彻底去除残余的椎间盘及软骨终板。有时需要将椎体前方的骨赘切除，以便更好地显露椎间隙并确认椎体边缘。但是，必须保留相邻椎体前方的骨皮质。去除软骨终板，保留骨性终板。必须完全显露并看清后纵韧带。如果后纵韧带完整，无须切除；如果后纵韧带有撕裂，用 1mm 椎板咬骨钳将其切除。完全切除后，用神经剥离子探查上下椎体后缘是否有残留的椎间盘组织。不推荐一定切除非致病性的后方骨赘，因为脊柱融合后，骨赘常可自行吸收。若骨赘是压迫脊髓引起症状的原因，则需切除更多椎体以漂浮骨赘，从骨赘四周操作，从而减少操作过程中对脊髓的刺激。

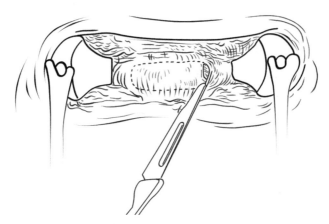

图 3-4　显露椎间隙后，用手术刀切开纤维环

　　椎间盘完全切除后，必须完全显露双侧钩椎关节后部，然后处理椎间隙以备植骨。测量椎间隙的高度及深度，可将刻度尺放于椎间隙后缘并测量其长度，以评估椎间隙深度。再放置合适大小骨块或椎间融合器。椎间隙通常可容纳最高 10mm（通常为 6～8mm）、宽 10～15mm、深 12～17mm 的骨块。为防止骨块吸收，其高度不能低于 5mm。

　　我们通常留置 Jackson-Pratt 管作为伤口引流。用 2-0 可吸收线缝合颈阔肌，3-0 可吸收线皮内连续缝合伤口。由于取髂骨存在相关并发症，所以异体骨移植日趋流行。有多种异体骨可用，以腓骨块最为常用，与髂骨块相似，异体骨与椎间隙匹配较好。但是，异体骨移植的假关节发生率较高，推荐加用颈椎钛板增加脊柱融合率，减少术后颈椎制动时间。安放好植骨块（或钛网）后，向上下椎体行骨膜下剥离 4～5mm。去除椎前增生骨赘可使钛板贴附得更好，如有必要，将钛板适当预弯成前凸形状，使之与患者的解剖结构更加匹配。目前，有多种颈椎前路钛板系统，这些钛板各有其优缺点。我们更倾向于使用动态颈椎钛板，它们可以在移植物下沉时持续分担载荷。

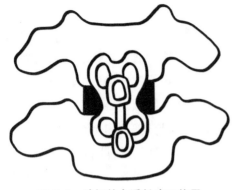

图 3-5　钛板的合适长度及位置

首先，选用可使螺钉置入椎体而不侵及终板的最短钛板，尽量使钛板上下缘与邻近终板的距离不小于 5mm 以预防邻近节段退变的发生。在置入上方螺钉时，尽量靠近下终板开口。这样，钛板向上移位时，有足够空间而不至于侵及头端未融合的椎间盘（图 3-5）。将钛板置于正中位也是非常重要的，如果螺钉置入过分偏外，会导致固定不牢，甚至伤及椎动脉。确定中线位置和钩椎关节有助于防止这些并发症。

钛板位置放妥后，置入下方螺钉固定钛板。然后置入上方螺钉，使之覆盖动态滑动槽头端部分，钛板可逐渐下沉。术前需行 X 线和 CT 检查以评估可置入螺钉的长度，可通过测量椎体终板的前后径评估螺钉长度。钻孔和拧螺钉时，可用临时固定针来维持钛板位置。下方螺钉朝下内方向置入，而上方螺钉则朝上内方向置入（图 3-6，图 3-7）。导向器控制方向，钻头沿正确方向钻孔。拧入螺钉至合适位置后，使用防退装置以防止螺钉退出。然后，再次拍颈椎正侧位 X 线片，记录钛板及螺钉的位置。常规逐层缝合伤口。

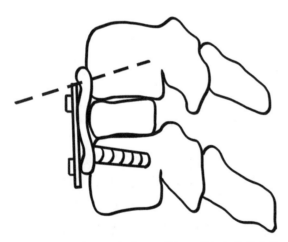

图 3-6　上下螺钉方向均偏离终板，并朝向椎体中线

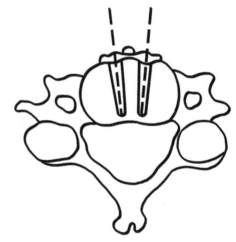

图 3-7　所有螺钉方向均略偏向内侧

（4）术后处理：缝合完毕后，给患者佩戴硬颈托制动。麻醉清醒后，鼓励患者尽早下床活动。通常术后 1 天拔除引流管。大部分患者术后 1 天即可佩戴颈托或类似支具出院。如果采用内固定，需佩戴支具 2 周。如果没有使用内固定或在随访期间发现假关节形成，制动时间则需延长。去除硬颈托后，可佩戴较为舒适的软颈托。

术后 6 周，指导患者进行颈部肌肉等长收缩练习。大部分患者术后 3 个月可完全正常活动。

（5）结果：术前，告知患者该手术 90% 可明显减轻上肢疼痛。应特别向患者强调，该手术不能缓解轴性疼痛。同时，医师通常告知患者，融合 1 ～ 2 个节段，其颈椎活动度不会明显丢失。图 3-8 显示，前路 $C_5 ～ C_6$ 椎间盘切除植骨后融合良好。多数患者希望避免取骨部位后遗症，减少颈椎制动时间。医师选择使用异体骨移植、颈椎钛板固定来实现该目标，同时也能保证满意的融合率（图 3-9）。需要牢记的是，融合节段越多，该手术成功率越低。文献报道，3 节段颈椎间盘切除融合而未行内固定者，其假关节发生率高达 20% ～ 45%。而加用颈椎钛板的融合情况尚没有前瞻性研究结果。因此，当病变累及 3 节段以上，选择治疗方案时需要慎之又慎，包括颈椎椎体次全切、椎间孔切开术、椎板切除融合术、椎板成形术。

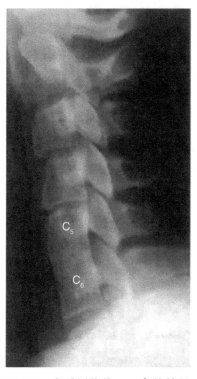

图 3-8　术后侧位片显示自体植骨融合良好

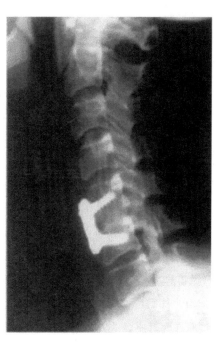

图 3-9　术后侧位 X 线片显示 $C_5 ～ C_6$ 椎间盘切除异体骨置入钛板螺钉内固定术后融合良好

（6）并发症：分为植骨部位并发症和颈部并发症。Robinson 报道的 56 例患者中，48 例没有发生并发症，4 例患者出现一过性单侧声带麻痹，2 例患者出现明显吞咽困难，2 例患者出现一过性霍纳综合征。术后颈部最常见的并发症是喉部疼痛和吞咽困难。术者可通过使用钝性拉钩减少该类并发症。食管瘘的报道较少，但可危及生命。Flynn 就该手术神经并发症，汇集了 704 名神经外科医师，超过 36 000 例患者的资料。其中最常发生的是喉返神经麻痹。如前所述，左侧入路可降低喉返神经损伤的风险。最严重的神经并发症是脊髓损伤。在 Fiynn 的大样本报道中，100 例患者出现永久性脊髓病变或脊髓神经根病变。其中，75% 患者术后即刻出现，另外 25% 患者是在术后康复期出现的。Flynn 分析这些数据后得出结论：不管脊髓病变的病因是什么，再次手术对神经恢复几乎没有效果。而且，多数医师并不能确定神经病变加重的具体病因。即使植入技术再精湛，移植骨也可能突出。如果骨块完全脱出，需要将其重新植入以防止损伤食管。假关节的发生率与融合节段有关。但是，许多医师发现，假关节的存在并不影响手术效果。尽管假关节没有骨性融合，但是也有稳定的纤维融合。这可解释为什么成功的融合与患者可接受的手术效果之间没有相关性。另外，椎间盘切除后可减轻神经根的机械压迫。而且，虽然植骨块（或钛网）最初撑开椎间隙的高度有所丢失，但是与术前相比，椎间隙和神经根孔仍有所撑开。取骨部位的常见并发症包括血肿、感染；股外侧皮神经损伤、肌疝及髂嵴持续性疼痛等。尽管常有报道，但这些并发症不会导致永久性的损伤。注意切口部位的选择，以及缝合前仔细止血、放置引流管可有效减少该类并发症。

2. 颈椎椎体次全切钛板内固定术

（1）适应证与禁忌证：颈椎椎体次全切钛板内固定术的主要适应证为脊髓、神经根受压。压迫脊髓和神经根原因包括椎间盘退行性病变（椎间盘突出和骨赘形成）、后纵韧带骨化、颈椎骨折或脱位引起的骨性或椎间盘压迫、肿瘤（良性、恶性及转移瘤）、累及骨质及形成硬膜外脓肿的感染性疾病，以及颈椎畸形（通常为后凸畸形）。禁忌证包括气管、食管创伤和严重的骨质疏松。

（2）术前计划：术前需仔细评估患者的情况，包括详细的体格检查及神经学评估，需记录患者的根性体征、症状及脊髓病变的表现。评估头与胸廓的位置情况非常重要，尤其是有颈椎畸形的患者。颈椎的活动度也非常重要，尤其是过伸活动，因为该动作在插管及手术操作过程中可加重脊髓压迫。术前必须行 X 线检查，包括颈椎过伸、过屈位，有后凸畸形的患者还需要拍更长的包括头颅和胸廓的脊柱 X 线片。

通过 MRI 和 CT 平扫对神经受压的状况进行评估。MRI 对神经结构和软组织显像清晰，包括软的椎间盘突出，但是对骨性结构的显像稍差，特别是伴有骨赘形成和后纵韧带骨化者。CT 平扫可以很好地显示骨性结构，同时能够清楚地看到脊髓和神经根受压的情况。

椎体或脊髓肿瘤患者，术前需行动脉造影评估患者的血管结构，特别是椎动脉。欲行椎体切除的颈椎肿瘤，术前需行肿瘤血管和（或）椎动脉栓塞。有时可行肌电图等电生理检查，检测神经传导速度和体感诱发电位，对评估神经受损状况很有价值。术前行 Gardner-Wells 钳或 Halo-vest 支架牵引，对于颈椎骨折脱位和后路椎板切除术后颈椎后凸畸形的复位是非常有必要的。术前，需预先判断椎体切除后植骨块(或钛网)的大小。通常，自体髂骨移植可用于 1 个或 2 个节段的椎体切除，若超过 2 个节段，则需用自体或异体腓骨支撑植骨。若行 3 个节段以上的椎体切除，则需考虑行后路侧块螺钉固定。有颈椎后凸畸形、严重骨质疏松或有不融合风险（如吸烟史、糖皮质激素应用史）的患者，需另行后路内固定。推荐采用自体骨移植，尽管文献报道支持前路颈椎椎体切除后用异体骨移植，但是其融合时间较长、融合率也较差。行 360°颈椎融合时，由于内固定非常牢固，所以无论采用何种植骨，融合率均非常高。因此，行 360°颈椎融合时，首选异体骨移植。术前计划的最后一项就是给患者选择适合术后佩戴的 Aspen 支具。若采用后路侧块螺钉固定，则术后很少需用头胸或颈胸支具。

（3）手术方法

1）体位：患者取仰卧位，双臂固定于躯干两侧。插管和手术时头颈的位置在所有颈椎减压手术中是最重要的。当患者处于麻醉状态和肌松剂干预时，其本身的机械保护机制消失，此时若颈椎过伸或过度牵引，会导致脊髓或神经根永久性受损。因此，经常在患者清醒状态下给予插管麻醉。

患者术中需行不同类型的牵引。行单节段椎体切除者，头带牵引即可；若行多节段椎体切除，则需用 Gardner-Wells 钳。若患者术后需行头环架固定，则插管后安置头环用于术中牵引，手术结束时安置头环 - 胸支架。术中应用 3.2 ～ 4.5kg 的牵引有利于稳定头和脊柱，术中植入支撑骨时可适当加大牵引。可将患者双肩向尾端适当牵引固定以利于术中对 C_6、C_7、T_1 椎体的透视。

颈椎切口处和取骨处常规消毒铺巾。将显微镜置于手术床头端的左侧或右侧，气钻置于手术床的尾端、洗手护士的对侧。

2）手术入路：考虑到美观，常采用横切口。充分进行软组织游离，可轻松显露 4 个椎体。如需显露 4 个以上椎体，则纵切口更为有利。左侧喉返神经的位置相对固定，颈椎前方结构显露时损伤概率较小。操作时，术者可根据自己的习惯，站在左侧或右侧均可。

若行单节段椎体次全切，切口长 4 ～ 5cm 即可，自正中线至胸锁乳突肌前缘（图 3-10）。若行 2 ～ 4 个节段椎体次全切，切口向内需跨过正中线、向外需延长至胸锁乳突肌外缘。术前行侧位 X 线片检查来确定欲行次全切椎体的节段，并确定切口位置。一般来说，甲

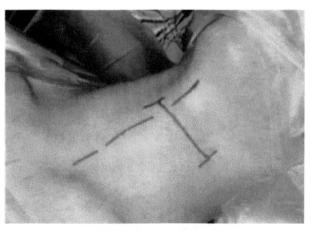

图 3-10 颈椎前路皮肤横切口，自正中线右侧 1cm 延伸至左侧胸锁乳突肌。虚线标记为颈椎正中线

状软骨位于 $C_4 \sim C_5$ 水平，环状软骨位于 $C_5 \sim C_6$ 水平。也可用胸骨颈静脉切迹定位：胸骨颈静脉切迹上 2 横指，对应 $C_6 \sim C_7$ 水平；3 横指对应 $C_5 \sim C_6$ 水平；4 横指对应 $C_4 \sim C_5$ 水平。行皮肤切口时，术者必须意识到最常犯的错误就是切口过低，因为向远端显露比向近端更容易些。

　　锐性切开皮肤和皮下脂肪后，横行切开颈阔肌。该肌肉可能会很薄，尤其是女性患者。此时必须看清胸锁乳突肌内缘（图 3-11）。用镊子提起颈阔肌深层的筋膜，用组织剪将其剪开。该筋膜深面常可看见较粗的颈前静脉，可予以结扎。然后用组织剪沿胸锁乳突肌内缘松解并切开包裹的筋膜，该步骤对于后面显露颈椎是非常重要的。此时，可用示指触及颈动脉鞘，在其内侧向深部可触及椎体。用拉钩或 Richardson 撑开器拉开内侧的气管、食管和甲状腺等结构。钝性分离气管前筋膜，显露颈椎前面。钝性分离或组织剪锐性剪开椎前筋膜，可清楚显露椎体、前纵韧带和颈长肌。

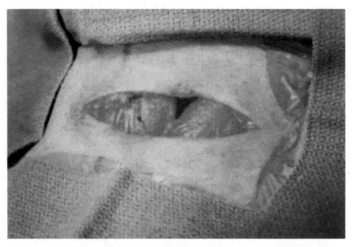

图 3-11　颈椎前路切口：已切开皮肤及颈阔肌，显露胸锁乳突肌、颈椎带状肌及两组肌肉之间的间隙

　　此时，可在椎间隙插入定位针进行透视定位。确认手术间隙后，于相应节段向两侧分离颈长肌至椎体侧缘，以清楚显露钩椎关节，这是非常关键的。一个常见的错误就是侧方分离不足，不能充分显露钩椎关节。操作时，需记住椎动脉位于深层位置，也可通过触探横突来评估椎体的深度及宽度。侧方显露停留于或稍高于横突水平都是安全的，多数情况下，显露横突与椎体的交界处。注意，必须于颈长肌的深面进行分离显露，因为过度牵拉颈长肌的浅表部位会伤及颈交感链。甲状腺上动静脉横跨椎体，显露 C_6 或 C_7 时，可予以分离结扎，也可单纯将其牵开。二腹肌和茎突舌骨肌妨碍显露上颈椎，而肩胛舌骨肌则妨碍中段及下颈椎的显露。通常，牵开这些肌肉即可进行显露，有时也需要将肌肉切断分离。在显露 C_2 或 C_3 时，必须仔细显露舌下神经、喉上神经等相关解剖结构。

　　分离颈长肌后，于其深部放置牵开器。首先，术者必须于内外两侧将拉钩放于颈长肌之间。通常，内外侧都采用末端光滑的拉钩，因为锐利的带齿拉钩可损伤内侧的食管及外侧的颈动脉鞘。然后，头尾两侧置入末端光滑的拉钩。如果此时不能充分显露所有需要减压的节段，应去掉拉钩，松解胸锁乳突肌周围的相关筋膜，钝性分离软组织。此时，拉钩可将软组织向周围拉开，以显露相关区域。用这种显露方法，可轻松显露 $C_2 \sim T_1$ 所有节段。最后，将显微镜放入术野，实施减压操作。

在切除椎间盘和骨质之前，必须确定椎体外缘，以明确椎动脉的解剖位置。对于颈椎退变患者，术者可在椎体中段用小剥离子、刮匙触探或显露椎体外缘。椎体前方的骨赘或侧方骨性结构改变常会误导术中操作。将侧方骨赘误认为椎体侧缘会导致椎体切除过多，可能损伤椎动脉。另外，扭曲的椎动脉也可侵蚀椎体（图 3-12）。如果术前没有查出，术中常会伤及这种异常血管。

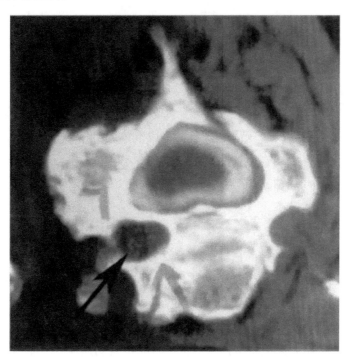

图 3-12　C_5 椎体 CT 平扫显示，扭曲的椎动脉向内到钩椎关节
黑箭头所指为变异的椎动脉

行单节段椎体次全切除术，需切除该椎体上下椎间盘。处理椎间隙时，需切除椎体后方骨赘，以便更好地显露钩椎关节。钩椎关节是椎体外缘最可靠的参照物。此时，可用咬骨钳咬除椎体大部分骨质，用高速磨钻磨除残余的骨质。自腹侧到背侧缓慢仔细地进行减压。需要不断对比该沟槽的外侧缘与该椎体上下的钩椎关节。行椎体切除时，骨松质出血可用剥离子等取少量骨蜡封堵止血。完全去除骨松质后，仅剩椎体后壁。去除椎体后壁是整个减压过程中最困难的部分。在显微镜的放大和照明下，用磨钻仔细磨削后壁，直至显露后纵韧带。可用小的角状刮匙或 $1 \sim 2mm$ 的椎板咬骨钳去除残余的薄层骨皮质。磨薄椎体后壁时，如果使用放大镜，可用 5mm 金刚钻替换创伤较大的 AM-8 磨钻。沟槽的宽

度为 14 ～ 18mm，以容纳植骨块（或钛网）。必须完整保留椎体侧壁。对于 OPLL 患者，必须切除后纵韧带。因为硬膜常与钙化的后纵韧带粘连，需用带钩的刮匙将后纵韧带与硬膜分离。可用微创皮肤拉钩将钙化的后纵韧带牵离硬膜，并用精致的刮勺将其分离，然后用椎板咬骨钳咬除钙化的后纵韧带。

减压彻底后，切除上下椎体的部分骨性终板，深度为 2 ～ 4mm，保留外面的骨皮质。术者用小指尖触探以确认骨皮质嵴，在后方保留 4mm 左右的骨嵴，防止植骨块（或钛网）向后移位至椎管。测量上下两椎体之间的高度和前后骨嵴之间的距离来确定植骨块（或钛网）的大小，在髂前上棘处用电锯截取相应的三面骨皮质块。然后根据沟槽修剪植骨块（或钛网）。可用 AM-8 电钻或小咬骨钳修剪骨块。用 Kocher 钳夹持骨块，并在颈部施加 13.6 ～ 18.1kg 的牵引力，将植骨块（或钛网）的一端植入上位椎体内，然后轻轻将骨块尾端打入下位椎体的相应位置，去除牵引。此时，植骨块（或钛网）可牢固嵌于相应位置。

对于单节段椎体次全切患者，如果后方结构完整，且术前检查没有颈椎不稳的表现，无须再行内固定术，用简单的硬颈托即可保护颈椎完成椎体重建。多数情况下，如骨折、脱位、创伤后脊柱后凸畸形、后方结构不稳等造成术前颈椎不稳，建议进一步行前路钛板固定。

3）多节段椎体次全切术：较单节段而言，多节段椎体次全切术并不太复杂。对于该技术，我们有以下忠告。首先，必须将拟切除节段之内的所有椎间盘完全切除。行椎管减压和椎体切除之前，必须完全显露钩椎关节以利于减压。需将每一椎体切除到后方薄层骨皮质后，再行下一椎体的操作，这样有利于控制骨松质静脉渗血。另外，完成每个椎体次全切后，可用含凝血酶的明胶海绵和骨蜡封堵椎体侧壁以减少出血。当完成所有椎体切除后，再切除后方骨皮质、骨化和没有骨化的后纵韧带。这样可以充分显露、提供良好的视野，以进行椎管减压最精细的操作。然后测量并确认植骨块（或钛网）的大小和形状。植入较长的植骨块（或钛网）时，容易将植骨块（或钛网）的尾端放得过于靠前（图 3-13）。当椎体前方有骨赘时，更容易发生该错误。用 Kocher 钳夹持移植块，在头端给予 13.6 ～ 18.1kg 牵引力，将移植块的一端放入上位椎体，再轻轻将移植块的尾端打入下位椎体，去除牵引。术中透视确认移植块的位置，但尾端骨块常很难看清。两节段椎体次全切需要进行前方钛板固定。尽管尚存争议，我们仍然认为前方钛板固定不适合 3 节段以上的椎体次全切手术，应该采用后路固定。如果长的植骨块（或钛网）发生移位，长力臂可产生较大应力，超出钛板所能承受的范围。而且，钛板移位的复杂性远超过单纯植骨块（或钛网）移位。因此，行长节段颈椎重建时，置入植骨块（或钛网）是关键。当置入移植块，去除牵引后，用 Kodier 钳夹持移植块轻轻向前牵拉以确认植骨块（或钛网）固定确切。

4）颈椎前路钛板固定：目前，颈椎钛板已由最先应用固定螺钉的坚强固定发展为应用可变角度螺钉的半限制固定，又发展为带槽钛板的动态固定。从坚强固定到动态固定的演变趋势与创伤骨科发展是同步的。限制性小的钛板可使植骨块（或钛网）承担更多的载荷，增加融合率，降低钛板的应力。早期坚强内固定的失败率较高。

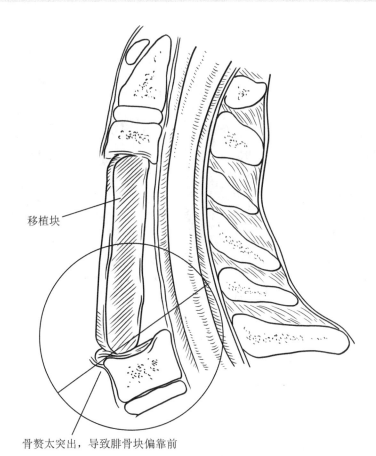

移植块

骨赘太突出，导致腓骨块偏靠前

图 3-13　**尾端椎体骨赘太突出，导致骨块尾端偏靠前**

　　目前，我们倾向于使用无滑槽钛板和单皮质多角度螺钉。这样可实现动态固定，并分担载荷，减少植骨块（或钛网）下沉及钛板移位等。使用带槽钛板时，术者必须确认最上端的螺钉安放在上位椎体的最下部，且钛板要尽可能短。我们随访采用此种钛板固定的患者，发现许多钛板由于植骨块（或钛网）下沉而向邻近椎间盘移位，导致邻近节段出现问题（图 3-14）。

　　置入植骨块（或钛网）后，选择大小合适的钛板放在颈椎前方，确定钛板上下端不会干扰上下椎间盘（图 3-15）。上下椎体前方的骨赘会撑起钛板，使之与椎体不能很好贴附。这会减少螺钉固定的深度，还会导致吞咽困难，术者在行钛板固定之前，可用磨钻或咬骨钳去除这些骨赘（图 3-16）。必须将钛板放在正中线上。通过参考椎体中间部分的外侧缘可确定钛板是否位于中线处。椎间盘处的骨赘会对术者安放钛板的方向造成误导。安放好钛板后，在椎体上钻孔，一般限深 14mm，以防止穿入椎管。用自攻螺钉将钛板固定于植骨块（或钛网）上下的椎体，适当拧紧螺钉。透视确认脊柱序列、钛板螺钉位置满意后，将螺钉完全拧入并锁紧，防止螺钉松动和移位。冲洗术野，去除拉钩。检查颈椎前方结构，包括气管、食管、甲状腺和颈动脉鞘等，留置引流后缝合伤口。

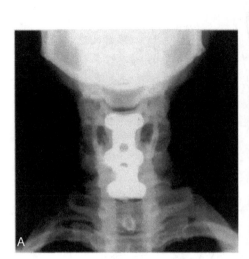
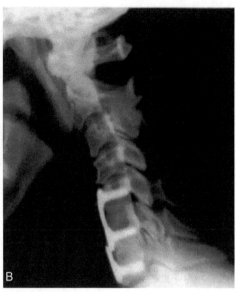

图 3-14　X 线片显示使用颈椎锁钉板坚固内固定后钛板断裂

A. 正位 X 线片；B. 侧位 X 线片

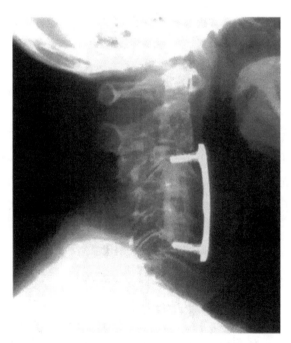

图 3-15　X 线片显示，动态钛板固定后植骨块下沉
导致钛板撞击邻近节段椎间盘

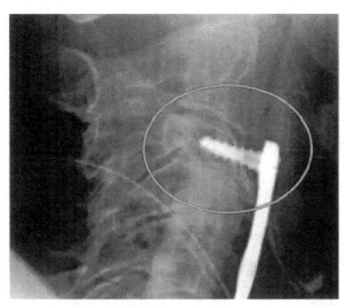

图 3-16　颈椎侧位片显示前方的巨大骨赘造成钛板突起、螺钉固定减少

用 3-0 Vicry 1（Ethicon Inc.，Somerville，NJ）缝线间断缝合颈阔肌和颈前筋膜，用 4-0 Vicry1 缝线间断缝合皮下组织，最后用 Steri-Strips（3M Worldwide，St，Paul，MN）拉膜贴在皮肤表面对合切口。

（4）术后处理：所有行颈椎次全切的患者，根据重建椎体的长度，于术后 8 ～ 12 周制动。行钛板内固定者，需佩戴半硬的 Aspen 型颈托。若患者行颈椎前路椎体次全切后又行后路融合手术，半硬颈托即可。如果没有行后路颈椎融合术，或者前方没有钛板内固定，颈椎尚存不稳或存在严重骨质疏松，则需用 Halo 固定 12 周。多节段椎体次全切者，需延长至 16 周。老年骨质疏松患者，需要格外加以保护。

椎体次全切患者的平均住院时间为 5 ～ 7 天。术后第 1 天拔除引流管，可进流食，并开始下床活动。如果取腓骨植骨，术后第 1 周下床行走时需辅以拐杖。术后早期（1 ～ 3 天）需仔细观察患者的神经功能变化及伤口血肿情况。伤口血肿可导致呼吸道阻塞及吞咽困难。由于术中牵拉食管，术后 2 ～ 3 天会因为炎症或水肿而出现吞咽困难。文献报道颈椎前路术后吞咽困难的发生率高达 15%。如果是炎症导致的严重吞咽困难，可短疗程应用激素进行治疗。颈部血肿较为少见，但如果发生呼吸困难，打开伤口并清除血肿就能很快缓解症状。

缝合髂骨取骨部位之前可局部注射 0.5% 盐酸布比卡因，在恢复室和术后 48 小时之内均予以局部冰袋冷敷。术中仔细操作、骨膜下剥离、用骨蜡和电凝止血、紧密缝合肌肉筋膜覆盖髂嵴等方法，可以减少取骨处并发症。出院后，患者应分别于术后第 10 天、第 4 周、第 8 周、第 12 周、第 24 周和 1 年进行随访。术后患者的神经功能会很快开始恢复，包括疼痛、感觉和运动等。脊髓症状则需要较长的时间（数周到数月）才能稳定。

术后局部制动期间，患者的康复会受到一定的限制，仅能下床行走及进行下肢肌力训练。我们允许患者术后即下床行走，术后 1～2 周可使用一个渐进式行走计划。获得坚强融合之前，应禁止行牵拉头部的运动。一旦获得坚强融合、颈托已去除，则开始实行针对颈部力量和颈椎活动度的理疗计划。通常，支具去除后，不适合早期强行活动度训练，因为过度运动可能会加重一些颈部症状，而活动度训练会在接下来的数周或数月内进行。一般而言，单节段椎体次全切后，预期颈椎活动度会丢失 20%；而双节段椎体切除后，预期颈椎活动度丢失可高达 35%～40%。

该手术常见问题包括：椎体显露不充分；椎体双侧减压不对称，一侧切除过多，偶尔伤及椎动脉；椎管侧方减压不充分；植骨块（或钛网）脱出；钛板螺钉松动或移位。

若显露不充分，可进一步分离筋膜扩大显露，特别是分离包裹胸锁乳突肌的筋膜，也可松解二腹肌和茎突舌骨肌，或者于中线处重新放置拉钩。联合使用这些方法，可以实现术野的良好显露。

术者操作方向的错误会导致减压不对称。合并椎体后凸畸形的椎间隙周围巨大骨赘特别容易引起减压方向错误。此时，可通过每一椎体中间部分判断椎体侧缘，从而避免上述错误。椎间隙周围的硬骨赘常向外延伸数毫米，导致术者向两侧减压过多，甚至偶尔可伤及椎动脉。如果术者不能确认减压范围，可在椎体开槽处注入显影剂并拍摄颈椎正侧位 X 线片。这样，术者很容易判断内外、上下需要进一步减压的范围。

植骨块（或钛网）松动的常见原因是骨块过小或测量椎体次全切部位时没有牵引颈椎。植骨块（或钛网）需比所开沟槽长 2～3mm，置入沟槽前用高速气钻或咬骨钳修剪植骨块（或钛网）。如果椎体前缘保留不完整、植骨块（或钛网）放置偏前，常会导致植骨块（或钛网）脱出。

假关节是钛板或螺钉松动移位的最常见原因。螺钉需向内成 10°～15° 角拧入椎体。我们发现，用自动拉钩显露术野，有时很难控制螺钉角度，可去除自动拉钩改用手持拉钩，这样就可以按合适的角度进行钻孔和攻丝。导致钛板螺钉松动或移位的另一常见原因是术后制动不足，或者颈椎在前后方向存在严重不稳，需要增加后路内固定。

（5）并发症：很多重要结构走行于术野，包括神经、血管、食管和气管等。熟练掌握颈部解剖结构并于术中仔细操作，可防止发生相关并发症。

颈椎前路椎体次全切除术最常见的并发症是暂时性吞咽困难和声音嘶哑，其主要原因是气管插管后术中牵拉导致水肿。颈椎前路术后声音嘶哑的发生率为 15%～20%，通常为一过性。这种并发症多为轻到中度，通常 2～4 天可恢复。如果该并发症较为严重，需要及早发现，防止阻塞气管引起呼吸困难。可行短程激素治疗以减轻气管和食管水肿。咽、气管、食管穿孔并不常见，术中牵拉这些结构时要小心，避免使用锐性拉钩，仔细放置拉钩于颈长肌之下可防止相关并发症的发生。

有关喉返神经受损导致暂时性或永久性声带麻痹的报道并不少见，主要是由于长时间牵拉气管所致。保持在筋膜层内操作，避免锐性切开可防止喉返神经永久性损伤。左侧入路损伤喉返神经的可能性较小，因为在左侧，该神经的解剖位置较为恒定，受保护于气管食管沟内。

损伤颈交感神经链会导致霍纳综合征。交感神经链位于颈长肌的前外侧，避免向外侧切开颈长肌和牵拉时将拉钩置入颈长肌的深层，即可防止损伤该神经。

留置引流管可避免伤口血肿，通常于术后第 2 天早上拔除引流管。进行性血肿可造成吞咽和呼吸困难，必须提高警惕发生气管阻塞。开放缝合口即可去除血肿、解除压迫。

脑脊液漏较少见，多发生于 OPLL 患者。骨化的后纵韧带常侵及硬膜，切除韧带时将只留下蛛网膜。使用高速磨钻有时也会将硬膜磨破，用金刚钻可减少对硬膜的损伤。颈椎前路硬膜撕裂后很难修补，使用筋膜覆盖和纤维蛋白胶有一定作用。

行颈椎前路手术时，术者必须时刻牢记有损伤神经的可能（脊髓损伤或神经根损伤）。越是椎管狭窄、神经受压严重的患者，其神经损伤的概率越大。因为这些患者的神经生理恢复功能已经受到损害，很小的间接损伤或血管受损就会加重病情。操作时如果用环钻或Dowel 技术，器械伸入椎管，就会增加脊髓和神经根损伤的风险，尤其是椎管狭窄的患者。若脊髓前动脉受损，也会间接引起神经损伤。很明显，椎管狭窄的患者，尤其是 OPLL 患者，行颈椎前路手术时神经损伤的风险大大增加。如果椎管直径小于 6 ～ 7mm，术者可考虑先行后路椎管成形术，然后行前路减压。

植骨块（或钛网）相关并发症（如骨块移位或骨块塌陷）一般与手术操作有关，更容易发生于骨质疏松患者。术中仔细置入坚强的植骨块（或钛网）、采用颈椎前路钛板固定和术后支具制动可避免此类并发症。

（二）颈后路手术

经颈后入路将颈椎管扩大，使脊髓获得减压。常用的术式是单开门和双开门椎管扩大成形术。手术适应证：脊髓型颈椎病伴发育性或多节段退变性椎管狭窄者；多节段OPLL；颈椎黄韧带肥厚或骨化所致脊髓腹背受压者。有节段性不稳定者可以同时行侧块钛板螺钉或经椎弓根螺钉内固定、植骨融合术。

治疗多节段颈椎病的手术方法很多，制订手术方案时，需考虑以下问题：什么压迫脊髓？从什么方向压迫？有无伴随神经根压迫？颈椎的序列是前凸、变直还是后凸？有无相关节段不稳？在选择行前路融合还是后路椎管成形时，还需考虑影响植入物力学和愈合的重要因素。

20 世纪 60 年代前，对于存在活动度的颈椎管狭窄患者，多采用椎板切除术。但是，颈椎后凸、不稳和晚期神经损伤等因素影响了椎板切除术的整体成功率。所以，很多学者主张采用颈椎侧后方融合术。但是，与椎板切除、颈椎融合术相比，椎管成形术可以同样实现椎管减压，同时并发症明显减少。自 20 世纪 60 年代，颈椎前路多节段椎间盘切除融合术或椎体切除融合术开始用于治疗多节段颈椎病。之所以采取该手术方法，是因为术者可以从前路直接去除脊髓的致压物。但是，前路融合也导致颈椎运动能力的丧失。对于多节段颈椎病患者，行前路减压融合会导致 25% ～ 50% 的患者由于植入物相关并发症而再次出现症状。与颈椎前路减压融合相比，椎管成形术可以取得同样的效果，同时并发症少，而且患者可以早期活动。

日本的学者对椎板切除术的失败经验进行总结，发明了椎管成形术这一新术式。椎管成形术可避免椎板切除的相关并发症，并且取得同样疗效。现在，有两种椎管成形的方法：一种是 1978 年 Hirabayashi 最初描述的"单开门"椎管成形术，一种是 1998 年由 Tomita 改进的用线锯从中线将棘突劈开打开椎板的双开门式椎管成形术。两种术式的支持者针对手术技术、出血量、运动的保留、椎管扩张是否均匀及之后是否可行椎板切除颈椎融合等问题展开讨论，但是，到底哪种方法更好，并没有达成共识。通常，术者会选用自己最初学习的那种术式。尽管北美的医师承认椎管成形术的优点，但是他们会对两种手术方法进行论证，得出自己的结论。

1.适应证与禁忌证　若颈椎病变涉及 3 个或更多节段，则后路椎管成形术要优于前路减压融合术，因为椎管成形术的并发症较少。另外，椎管成形术可以在保留颈椎运动的同时解除脊髓压迫，而且能避免椎板切除术后出现的颈椎不稳、后凸畸形、神经周围粘连等并发症。除了颈椎病，颈椎后纵韧带骨化、先天性和进行性颈椎管狭窄、脊髓肿瘤、黄韧带骨化和之前接受过颈椎后路手术的患者都可以行椎管成形术。虽然行椎管成形术的同时可行后路融合，但是颈椎不稳仍是椎管成形术的相对禁忌证。同时，轴性疼痛也是椎管成形术的相对禁忌证，因为前路融合是解决轴性疼痛更好的方法。椎管成形术是在没有颈椎后凸的基础上，通过扩大椎管、脊髓向后移位实现减压（图 3-17）。

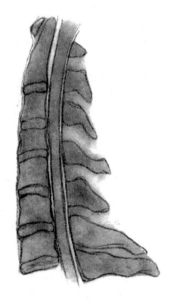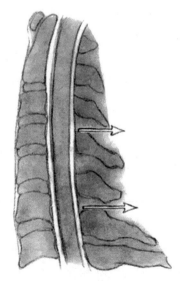

图 3-17　**通过扩大椎管、脊髓向后移位实现减压**

2. 术前计划 患者的颈椎中立位平片和磁共振与患者的症状和体征相关（图3-18）。没有颈椎后凸畸形的多节段颈椎病患者可行后路椎管成形术。根据颈椎后路减压要超过压迫范围上、下各一椎体的原则，大多数患者需行 C_3 ~ C_7 椎管成形术。必要时，可以通过 C_2 穹隆减压或 T_1 椎管成形将减压范围向头端和尾端延伸。

侧方屈伸位片用于判断颈椎节段不稳的类型，有时会提示术者在行椎管成形的同时行单节段或多节段颈椎融合。判断患者颈椎的临床和影像学运动范围是很重要的，可以提示麻醉师和术者在行麻醉插管和术中体位改变时患者头颈的安全活动范围。

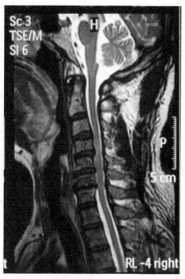

图 3-18 术前 MRI 显示患者多节段颈椎退变

无对照的 CT 扫描脊髓造影非常有用。椎板和侧块的过渡点有时很难分辨，由于该过渡点是行骨性返折的唯一部位，CT 扫描可以帮助确定开槽的部位。同时，可以通过横突孔来推断椎动脉的粗细和位置，从而避免开槽时损伤椎动脉。CT 扫描也可以判断患者神经根管是否狭窄，结合患者的临床症状和体征，可以确定是否有必要在行椎管成形术的同时行椎间孔减压。

3. 手术方法

（1）体位和显露：麻醉师插管麻醉时需注意患者已存在颈髓压迫，应仔细操作，防止颈髓损伤加重。术前过伸、过屈位片有助于帮助判断患者颈椎的运动范围。患者取俯卧位，头固定于"Mayfield 三钉头架"上（图3-19）。通常将患者的头置于轻度屈曲位，这样可以减少项部皮纹；而有助于显露和缝合，同时也可以减少椎板重叠而有利于开槽。而且，椎管的横截面积也相对扩大，可以减少硬膜外压力。反头低足高位可以减少椎旁和硬膜外压力，从而减少出血。一般情况，局部棘突植骨合并（或）钛板螺钉内固定可以避免髂嵴取骨。

采取后正中切口，显露时注意保护半棘肌于 C_2 棘突的附着点（图3-20），显露 C_2 椎板的最下缘从而能进入 C_2 与 C_3 的椎板间隙，这样可以保留颈椎伸肌的力量从而能够维持颈椎前凸。骨膜下显露颈椎后部结构至侧块中点从而能在侧块内 1/3 处开槽。需要强调的是，与颈椎后路融合不同，椎管成形术不必显露至侧块外缘。因此，会有肌肉挤入术野。同时，要注意保护关节囊，从而能够改善术后颈椎活动（图3-21）。

（2）"开门"椎管成形术

1）准备开槽：从基底部切断棘突，结构比较好的棘突可用于局部植骨以支撑成形的椎板。结合术前 CT 影像定位，术中在关节突内缘进行开槽。首先在张开侧开槽，究竟左侧张开还是右侧张开取决于多种因素。一些学者认为应该在张开症状较重侧开槽，而另有

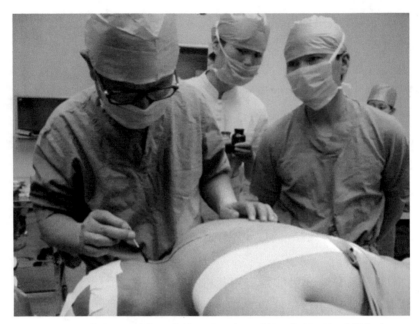

图 3-19　患者取反头低足高位，头固定于"Mayfield 三钉头架"上

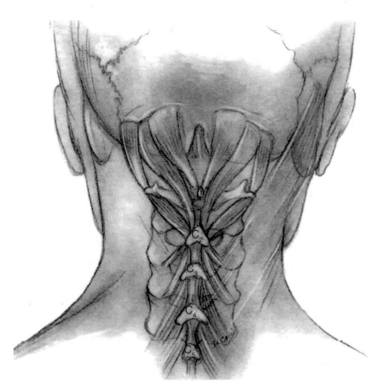

图 3-20　C_2 周围的后路肌群，显露时注意保护附着于 C_2 棘突伸肌的完整性

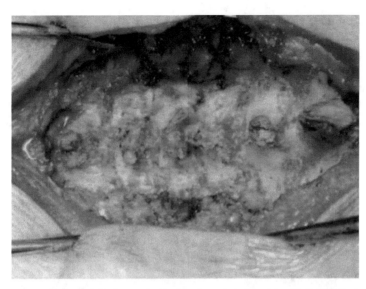

图 3-21　棘突切除前 $C_2 \sim C_7$ 的后面观，注意向两侧显露至侧块的中点

学者认为无论患者症状如何，都应在脊髓压迫较重侧张开椎板。若术中要行椎间孔减压术，则在张开侧操作比较方便。然而，若所有因素都一样，则根据术者用手习惯决定张开侧。右利手术者一般选择站在患者左侧（患者俯卧位），用磨钻从头端向尾端开槽。相反，左利手术者选择站在患者右侧操作。

通常情况下，需去除 3 层骨质：内外两层骨皮质和中间的骨松质。去除外层的骨皮质和骨松质时可用更为锋利的钻头，如切割钻，而去除内层骨皮质时则需特别小心。在椎板的尾端，黄韧带起到保护硬膜和硬膜外静脉的作用。而在椎板头端则并非如此，因为头端的椎板较黄韧带更深入椎管，此处需要更为小心处理，以防止硬膜外大量出血。因此，很多术者选用 3mm 磨钻慢慢磨薄内层骨皮质。

笔者建议（特别是对于刚开始开展此种手术的医师），大部分用 4mm 切割钻或粗糙金刚钻进行开槽，而处理内层骨皮质时改用 3mm 球形金刚钻。对于任何患者，都不建议处理沟槽深度超过 4mm。若已达到该深度，则不应再向腹侧加压，而应向内侧施力，这样才能在侧块与椎板的交界处进行分离。越向腹侧前进，越容易导致硬膜外隙中的纵行静脉出血，这比控制这些血管的背侧支出血要困难得多。

一旦将内层骨皮质处理得足够薄，则需仔细探查每一节段以保证椎板和相应侧块分离。在椎板尾端，术者可以辨认出附着于白色皮质骨上的黄韧带。闭合探查显示，若头端的椎板显示略带淡蓝色，则提示内层骨皮质足够薄。黄韧带只能作为尾端椎板的可靠标志。用 Penfield 剥离子或者神经钩子探查可以确定是否残存骨质。残留的骨桥可以用 1mm 克氏针仔细将其去除。除非彻底离断，否则在成形时很难评估对侧"铰链"是否适当"坚强"。为了减少术中出血，在进行该步骤时不处理黄韧带和静脉，等到椎板打开时再予以分离。

铰链侧也在椎板与侧块的交界处开槽，不同之处在于该侧的骨质要仔细处理，以便形成能承受适当压力的铰链。因此，在去除外层骨皮质和骨松质后，术者需仔细操作，以保证每一椎板内层保留的骨皮质能形成较为坚强的铰链。因为术者往往会忘记头端椎板更深入椎管而将尾端椎板处理得过薄，因此，术者需特别注意椎板头端的解剖特点。若椎板铰链在适当压力下没有折弯，则需检查张开侧骨桥是否完全去除。总之，术者一定要有耐心。手术的目的是要构建坚强的"青枝"骨性铰链，而不是松垮的黄韧带铰链。松垮的铰链很容易导致移位和神经损伤（图 3-22）。

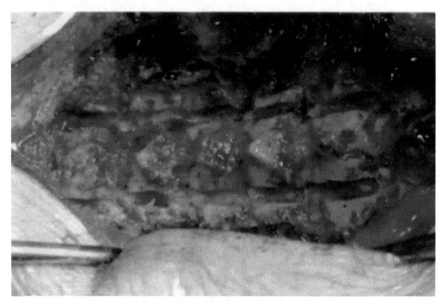

图 3-22　一侧开槽，另一侧构建铰链

2）椎板张开成形：黄韧带仅在 $C_2 \sim C_3$ 和 $C_7 \sim T_1$ 节段双侧切开，或者在包含于椎管成形的最远端节段。然后，从尾端向头端分离张开侧关节囊的软组织和硬膜外静脉。张开侧椎板从尾端向头端慢慢抬起，用带角度的刮匙、神经钩子或相似工具分离周围组织和静脉，双极电凝止血。静脉在有压迫时很难清楚看到，通常呈节段性分布。若在其出血前予以结扎或电凝，可以避免很多麻烦。通常，越向背侧进行电凝，越容易控制静脉出血。因此，术者一般远离位于腹侧的纵行静脉进行操作。将所有节段的软组织处理完后，逐渐重复地将铰链以青枝骨折的方式进行变形。为避免操作过程中硬膜和神经根粘连带来的损害，用 90°的硬膜剥离子清除可能存在的粘连。硬膜恢复正常搏动提示椎管已扩开足够大。由于椎管狭窄带来的止血带效应的消失，椎板成形后硬膜外出血也明显减少。若需要行椎间孔减压术，应在此时进行。

3）后路"拱门"重建，保持"开门"。椎管成形术后必须在铰链愈合能够提供长期保护前保持"开门"状态。通常，可以将"门"拴住或支撑以保持张开。Hirahayashi 的经典方法是将关节囊和椎旁肌与棘间韧带用缝线捆绑提供拴力以防止"关门"，对于喜好用拴力防止"关门"的医师，用铆钉将"门"固定于侧块中心可提供更为迅速、安全可靠的固定。

也可以用各种方法提供支撑力以保持"开门"。虽然需要一定的手术技巧，利用切下的棘突可以实现这一目标（图 3-23）。通常，C_6 和 C_7 棘突的大小比较适合用于撑开成形的椎板。但是，如果需要更多骨，医师可以取 T_1 棘突或肋骨用于自体移植。没必要单纯为撑开椎板从别处取骨（如髂嵴），而使患者遭受取骨处的额外疼痛。用自体骨撑开时，通常将支撑放于 C_4 和 C_6 处。

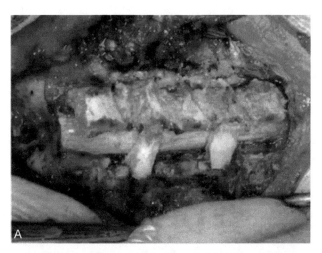

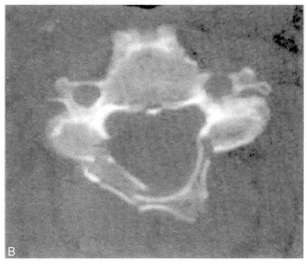

图 3-23　**自体棘突移植保持椎管成形的术中情况（A）及术后 CT 扫描（B）**

我们也选用坚强内固定以保持"开门"。如最初 O'Brien 等描述，可以用颌面部或手外科钛板来达到该目的。应用该技术可以牢固地固定椎板，也可以联合应用自体骨支撑。专门塑形的钛板使这种操作更加简单（图 3-24）。这种节段内固定技术的安全性允许患者术后早期进行更大范围的活动，该方法已推荐用于保持运动节段和减少轴性疼痛。

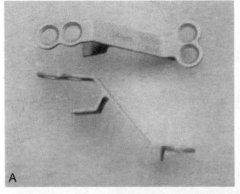
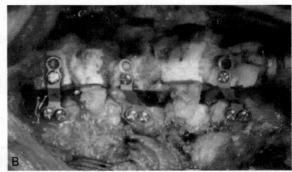
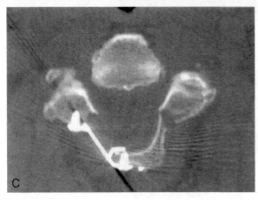

图 3-24 用于椎管成形的钛板的正面观和侧面观 （A），钛板保持椎板打开的术中情况 （B） 和术后 CT 扫描 （C）

4）缺陷：开槽和准备铰链都是技巧性很高的操作。如果去除骨量过多，则铰链侧容易移位，从而造成神经损伤。开槽太深或太靠边容易导致神经肌肉问题或相应节段不稳。同时，松解附着于 C_2 棘突的肌肉会导致颈部伸肌无力。

（3）双开门式椎管成形术

1）中线切开。双开门式椎管成形术是沿中线切开椎板，然后以双侧铰链为轴开门。该方法的支持者认为，该法可以保持椎管对称扩开，而且后正中没有纵行的硬膜外静脉。患者体位和显露操作如上所述（见体位和显露部分），然后去除中线部分的骨质。虽然最初描述用磨钻将椎板从中线磨开，但后来 Tomita 等描述一种用直径为 0.54mm 的线锯从中线切开椎板的方法。这种方法的优点是，从脊髓向外切开椎板而不是朝脊髓切去，而且可以减少骨量丢失。但是，操作时仍需特别注意每一步细节以免损伤脊髓。

切除完 $C_2 \sim C_3$ 和 $C_7 \sim T_1$ 的黄韧带后，将线锯在硬膜外中线位置从尾端穿向头端。这种方法类似于传统的穿硬膜外导管或电极。光滑、末端逐渐变细的套袖使线锯在穿过硬膜外隙时不损伤硬膜。当套袖的末端传至一端黄韧带切除减压区域时，将其夹住。继续将线锯向前推出以能将其牢靠抓住，将套袖倒退取出。

没有套袖的线锯已纵行跨过待减压椎管的中线全长区域。两端用配套的特制夹子把持，确定颈椎序列为前凸时，拉紧线锯贴近椎板中线内面来回抽拉，将椎板和棘突在中线处从腹侧向背侧远离硬膜和脊髓切开。在抽拉过程中要向线锯冲洗生理盐水以免摩擦产生的热损伤脊髓。

2）椎管扩大：按照之前描述处理骨质的方法于两侧椎板和侧块移行处开槽做铰链。铰链位于侧块内 1/3 处，要避免破坏关节囊。外层皮质和骨松质用 4mm 椭圆形切割钻去除。内层皮质仔细打薄直至用轻微的力量可以将其折弯，最好铰链能发生弹性变形或青枝骨折。然后在改良椎板撑开器的辅助下将减压区域已切开的椎板像"双开门"一样打开（图 3-25）。半椎板分离、脊髓解压后，可以看到硬膜搏动。仔细地去除硬膜粘连以进一步实现减压。若远端有压迫，必要时可同法切开胸椎棘突；若 C$_2$ 也有压迫，则对其行穹隆减压，而不损伤其后部结构和伸肌附着点。

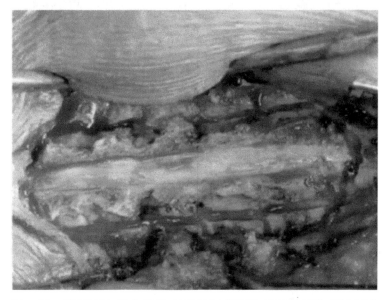

图 3-25　**椎板切开、棘突截断、铰链准备完毕后，可将椎板像"双开门"一样打开，以实现对硬膜和脊髓的减压**

3）保持"双开门"打开：可以用多种方法使两侧的半椎板保持分开。总体来说，"双开门"是靠支撑而不是靠拴系来保持开放。若 C$_6$ 和 C$_7$ 的棘突良好，可将其劈开提供 4 个支撑；也可以选用带有骨皮质和骨松质的髂嵴进行自体移植支撑；自体肋骨和腓骨也可修成相应形状和大小用以支撑；而陶瓷和羟基磷灰石也在日本和其他地区用于"双开门"的结构性支撑。每侧半椎板都需开小孔以便能够穿丝线或钢丝将支撑物固定于双侧半椎板之间。现在，钛夹的坚强固定省掉了传统方法的烦琐工序，使操作变得简单多了（图 3-26）。

4）缺陷：若椎管过于狭窄，导管就不能穿过减压区域全长；若颈椎不是前凸，则不能同时切开所有棘突；若颈椎后凸畸形，则线锯拉紧后就像弓弦，会压向硬膜导致脊髓损伤。在这种情况下，则需行 1～2 个节段的椎板切除，这样只需一次切开 2～3 个椎板，否则需要改用其他方法。若另外行椎板切除术，则线锯可以在短节段内安全地从尾端传到

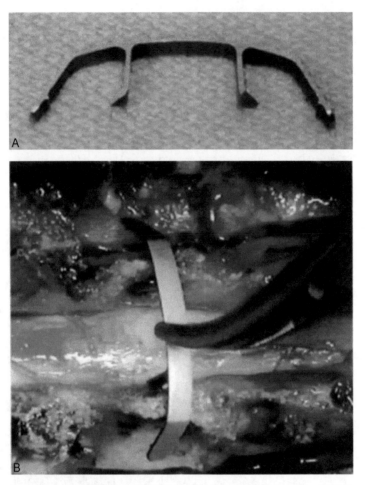

图 3-26　为保持"双开门"开放而特别设计的钛夹（A）及其术中应用情况（B）

头端，而不因为椎管狭窄或颈椎后凸而损伤脊髓。若患者之前行颈椎后路手术产生瘢痕或有黄韧带骨化，则不能行双开门式椎管成形术，因为穿线锯的聚乙烯套袖时风险太大，而且很难成功穿过。对于任何椎管成形术，都存在铰链移位的潜在风险，特别是骨量去除过多者更易出现。同时，由于支撑物的断裂，也会出现"关门"现象。

（三）术后处理

两种手术方法的术后处理都是一样的。术后若将床头摇起 30°～ 40°，则患者需佩戴颈托以减少硬膜外压力和出血。若患者之前的颈椎病症状不是特别严重，则术后第 1 天即可下床活动。根据患者引流量，于术后 24 ～ 48 小时拔除引流管。术后要鼓励患者在能耐受的范围内活动颈部。若患者能耐受伤口疼痛，则鼓励患者佩戴颈托以防止过度活动，一般于术后 2 ～ 4 周去除颈托。术后 6 周，在理疗师的指导下，患者进行有抵抗的颈部活动和较大范围的功能锻炼。

（四）结果

将手术效果与之前文献报道的颈椎椎管成形术治疗多节段颈椎病的疗效进行比较，发现椎管成形术的优良率为 86%，而前路颈椎椎间盘切除椎间融合的优良率为 92%。然而，椎管成形术的患者术后早期便可以进行颈椎的活动，而前路多节段融合的患者则不行。"法国门（双开门）"椎管成形术的疗效评估显示，所有患者脊髓病变都得到控制，患者的大部分主观症状得到改善：步态（67%）、力量（78%）、麻木（83%）、疼痛（83%）。根据 Tobinson 评分法，患者疼痛评分在末次随访时较术前都明显下降。术前 44% 的患者需服用镇痛药，而术后无一例患者需药物镇痛。但是，38% 的患者术后会主诉轴性疼痛。这种术后轴性疼痛的性质和发生频率与之前 Hosono 等的报道相符。但是，前路椎体切除术后患者轴性疼痛的发生率与椎管成形术相当。我们认为，轴性疼痛与手术入路无关，而是患者多节段颈髓受压后行减压手术所必须承担的痛苦。虽然导致患者出现轴性疼痛的原因可能不同，但是无论患者行前路还是后路减压，患者术后主诉疼痛的程度和性质都相似。椎管成形术也会导致患者颈椎活动度减少。单开门式椎管成形术后 1 年，患者颈椎矢状位活动度减少了 47%，而末次随访时（平均 7.8 年）减少了 56%。双开门式椎管成形术的结果与此相似，但活动度损失稍小：术后 2 年时颈椎矢状位活动度减少了 38%。但是，椎管成形术毕竟保留了运动，而前路融合术则必须牺牲患者颈椎的活动。正是因为椎管成形术保留了颈椎的运动，故可以避免和减少邻近节段退变，而多节段颈椎融合术则会导致颈椎邻近节段退变加重。

（五）并发症

椎管成形术的并发症发生率为 7%，而颈椎前路椎体切除的并发症发生率为 29%。椎管成形术的技术问题一般出现于铰链准备时和后期铰链愈合前。在处理沟槽时，若沟槽太深或方向不对，会损伤神经根或椎动脉（图 3-27）。而铰链侧若去除骨质太多或太靠中央，则会导致铰链不牢固，易移位至椎管内，导致神经根或脊髓受损（图 3-28）。若沟槽开得太靠外，容易切除部分关节突，导致术后颈椎不稳。若支撑物移位，"门"重新关闭，会导致脊髓压迫再次出现，这是行椎管成形术最担心和关心的问题（图 3-29）。然而，现在的技术，特别是坚强的椎板固定，已经大大减少了"再关门"的可能。椎管成形术后，5% ～ 7% 的患者会由于术后脊髓向后移位牵拉神经根，出现相应节段神经根支配区域麻痹无力，这种风险需在术前就与患者及其家属交代。但是，需要指出的是，这种并发症绝不单单发生于椎管成形或后路手术。虽然颈椎的每一根神经都可能受累，但是临床观察发现受 C_5 神经支配的三角肌和肱二头肌力量减弱的情况较多。这一问题术后会逐渐得到改善，需每天对患者进行仔细的神经检查。依临床经验，该并发症一般术后 2 ～ 3 天出现。对出现该并发症的患者可用悬带支持治疗和肩部理疗，一般于术后 3 ～ 6 个月恢复。

若处理沟槽时损伤硬膜外静脉的侧支，会导致出血较多。而且椎管狭窄本身也会导致硬膜外压力增高。可以通过患者体位、双极电凝、明胶海绵、凝血酶和仔细定位沟槽位置等方法来减少出血。一旦打开椎管，出血就可以得到很好控制：椎管内压力降低，也可以直视静脉进行处理。一定要特别注意，在没有充分显露脊髓和神经根的情况下过度地去处理出血会导致神经损伤。

后凸畸形和滑脱超过 3mm 是椎管成形术很少见的并发症。"单开门"时硬膜撕裂的发生率为 1.9%。若出现硬膜撕裂，予以一期修补，也可通过腰大池引流 2 ～ 3 天以减轻修补区压力。

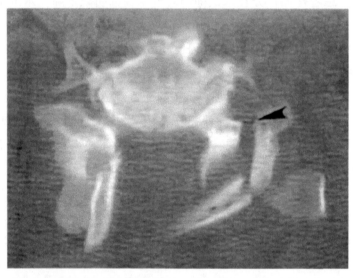

图 3-27　如箭头所指，开槽过深，过于靠外。虽然此例患者没有出现不良症状，但是存在损伤神经根和动脉的风险

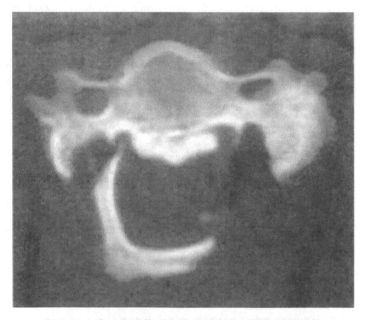

图 3-28　由于在操作时去除骨质太多，导致铰链松垮

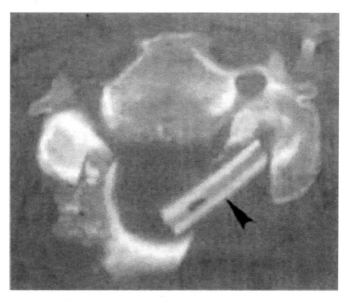

图 3-29　**如箭头所指，移植骨不稳，导致其移位进入椎管，引起患者半身轻瘫**

（六）结论

多年的临床经验认为，若无明确手术禁忌，椎管成形术是治疗多节段颈椎病的最佳选择。椎管成形术可以在保留颈椎活动度和术后早期颈部活动的情况下，对椎管实施减压。可以避免移植骨和内固定的相关并发症，而且其手术效果与前路椎体切除和后路椎板切除融合术的效果相当。

到底选择哪种椎管成形术，"单开门"还是"双开门"，差别不大。每一种方法都有其优势和不足。若能注意细节，两种方法都安全有效。随着外科技术的进步，简化传统操作烦琐的步骤，可以更加确保"门"的开放。

下　篇

第 4 章 颈 椎 病

本章节论述颈椎病，即狭义上的颈椎病，指颈椎间盘退行性改变及其继发病理改变累及周围组织（如神经根、脊髓、椎动脉、交感神经等），而出现相应的临床表现。

第一节 概 述

颈椎位于颅骨与第 1 胸椎之间，是脊柱中体积最小、但灵活性最大、活动频率最高的节段。颈椎能够采取不同的姿势，进行各种活动以适应其支持和活动头颅的功能。由于不断地承受各种负荷、劳损甚至轻微的外伤，而逐渐出现退行性变。颈椎间盘退变最早，并诱发或促使颈椎其他组织退变（图 4-1）。因颈椎间盘退变及继发性改变的刺激或压迫邻近组织，并引起各种症状和体征，称为颈椎病。

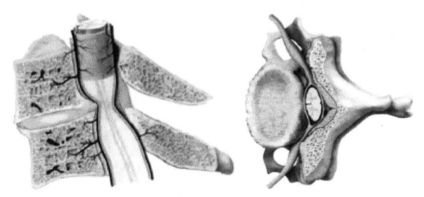

图 4-1 **颈椎相关的改变可以导致椎间盘突出、颈椎退变、骨赘形成、小关节骨关节炎，以及神经根和脊髓的压迫**

一、流行病学

各地区颈椎病的流行病学调查结果不一，不同性别、不同年龄段、不同职业和地区的人群颈椎病的发病存在差异，患病率呈逐年升高和年轻化趋势。目前较一致的观点认为颈椎病是中年人以上的一种多发病，40 ～ 60 岁为高发年龄，60 岁以后有自愈倾向。2008 ～ 2009 年上海市某社区常住居民问卷调查显示：颈椎病的患病率为男性 18.5%，女性 19.7%，长期低头或伏案的脑力劳动者发病率较高。随着信息社会的发展和生活方式的改变，近年来青少年的颈椎健康状况不容乐观，2010 ～ 2011 年武汉市中心城区中小学生颈椎健康状况调查显示：29.1% 的中小学生存在颈椎异常，15.1% ～ 58.7% 中小学生存在颈椎相关症状。学生学业紧张，过早的长时间伏案读书写字、绘画、使用电脑等，加上姿势不正确，日积月累，导致颈肩肌肉劳损、颈椎变形，使青少年颈椎病发病率呈上升趋势，已有颈椎病发生在 14 岁以下儿童的报道。

颈神经根痛比颈肩痛患病率低得多，约为 3.3/1000，年最高发病率为 2.1/1000，最好发于 40 ～ 60 岁的人群。在对西西里岛 7653 名居民的调查中发现，神经根型颈椎病发病率为 3.5/1000，在 50 ～ 59 岁时发病率达到高峰，此后逐渐下降。在各年龄的女性人群中发病率更高。在罗切斯特 Mayo 医院调查的 12 221 例表明，经过年龄校正后，神经根型颈椎病的年均发病率为 83.2/100 000（男性为 107.3/100 000，女性为 63.5/100 000）。在各年龄段中，以 50 ～ 54 岁年龄组的年均发病率最高，达到 202.9/100 000。由外伤诱发症状的病例只占 14.8%。从出现症状到确诊平均需要 15 天。单侧 C_7 神经根受累最常见，其次是 C_6 神经根（神经根型颈椎病最常累及 C_6 和 C_7）。

神经根型颈椎病患者中 21.9% 与椎间盘突出相关，68.4% 与退变相关。在平均随访 4.9 年的患者中，31.7% 症状复发，26% 接受手术治疗。在最后一次随访中，90% 的患者症状消失或只有轻微症状（神经根型颈椎病最常见的原因是退变）。

脊髓型颈椎病的流行病学资料尚不完善。老化导致的颈椎退变发展到后期可以引起脊髓压迫。这是老年人脊髓病的最常见原因。一种特殊类型的颈脊髓病变是由后纵韧带骨化引起的。这是一种多因素导致的疾病，与复杂的遗传和环境因素相互作用有关，亚洲人多见。日本报道的颈椎后纵韧带骨化的发病率为 1.8% ～ 4.1%。在中国大陆和台湾，颈椎后纵韧带骨化的发病率明显较低，分别为 0.2% 和 0.4%。在意大利博洛尼亚的 Rizzol 骨科研究院，经颈椎 X 线诊断，后纵韧带骨化的发病率为 1.83%，45 ～ 64 岁人群发病率最高，为 2.83%。该报道的发病率明显高于其他有关报道中的白种人发病率。

二、解剖生理

颈椎病发生在下段颈椎，即 C_3 ～ C_7。此段颈椎的棘突短而分叉，横突有孔，为椎动脉穿过；每个椎间关节由 5 个部分组成，即椎间盘、两个钩椎关节和两侧关节突关节。颈部活动，旋转主要在寰枢关节，伸屈主要在下颈段。

每个颈椎椎间关节的 5 个组成部分构成一闭合性动力系统，当任何一部分出现骨折、脱位或病变时，将产生不良应力，影响其他部分而发生椎间盘退变或突出、钩椎关节和关节突关节的骨关节炎或半脱位。成年人骨关节对应力的反应是椎间盘退变、骨赘形成、韧带骨化。椎间盘退变较早，纤维环一般在 20 岁左右开始，髓核在 25 岁前后发生退变，椎间盘变性后可造成椎间关节松动及异常活动，导致椎体缘骨赘及小关节突骨关节炎，黄韧带及前、后纵韧带增生肥厚，后期则钙化或骨化。

颈椎管的大小不仅对颈椎病的发生与发展有影响，而且对治疗方法的选择及预后均有十分密切的关系。椎管管径大小在颈部各节段有较大差异，上颈段前后径较大，下颈段较小，最窄处一般在 C_5。正常人颈椎管前后径不应小于 12mm，如小于 12mm，则有可能产生颈椎管狭窄症状。发育性颈椎管狭窄患者常有连续 3 个节段均匀一致的椎管前后径在 12mm 以下。

（一）颈脊髓

颈椎管内为颈脊髓，下颈段脊髓为颈膨大，颈膨大体积较大而该处椎管前后径相对为小，且该处颈椎活动度和负荷均大而最易发生退变，因此颈脊髓易受压而构成颈椎病好发的解剖因素之一。

（二）颈神经

颈神经的前支组成颈丛，支配颈部肌肉和膈肌，以及颈、外耳、枕部和面部皮肤感觉。$C_5 \sim T_1$ 神经前支组成臂丛，支配肩和上肢运动和感觉。颈神经根后支组成后颈丛，支配颈肌和颈后感觉。

（三）颈部交感神经

颈脊髓内是否有交感神经中枢尚有待研究。目前所知颈交感神经来自于 $T_1 \sim T_5$ 的脊髓灰质外侧角，节前纤维出脊髓后上升至颈部换元，形成颈交感神经节和链，再由此节发出节后纤维进入各种组织和器官：①加入脊神经，随其前支和后支抵达该神经支配区。②神经纤维进入眼部支配扩瞳肌和上眼睑的平滑肌，并与脑神经相通，呈丛状分布于颈部的动脉、锁骨下动脉，并参与组成心脏神经丛。③经椎间孔进入椎管，与脊神经分支汇合成窦椎神经分布于椎管内。从上述可见颈交感神经不仅与颈部各组织关系密切，而且涉及颅内、眼、心脏、甲状腺、膈神经及椎动脉等重要器官或结构。因此，交感神经受刺激可有多器官、多系统症状和体征。

（四）椎动脉

椎动脉多起自锁骨下动脉第一段，进入颅内形成椎 - 基底动脉环。双侧椎动脉供给大脑血流量的 10% ～ 15%，供应颈脊髓、神经根及其支持组织血流量的 90%。脊柱的不稳定或骨赘形成，可刺激或压迫椎动脉，影响枕部、脑皮质、小脑、脑干及颈脊髓等组织器官的血供。

三、病因和病理

年龄相关的椎间盘改变启动了退变过程，并引起渐进性的运动节段破坏。椎间盘细胞外基质的渐进性变化导致椎间盘高度下降而出现椎间盘突出。微小的不稳定导致反应性的骨质增生，终板骨赘形成，刺入椎管，引起脊髓和神经根压迫（图 4-1）。椎体和关节突关节的骨赘减少了运动节段的运动范围。节段不稳导致黄韧带增生和椎管、椎间孔狭窄。在节段退变的晚期，可以出现颈椎后凸，进一步压迫脊髓和神经根。尽管颈椎退变可以导致颈痛、神经根型颈椎病和脊髓型颈椎病，我们仍应认识到大多数退变并不引起症状（与年龄有关的退变只和症状有微弱的相关性）。

颈椎是脊柱中灵活性最大、活动频率最高的节段，由于不断地承受各种负荷、劳损及外伤而逐渐出现退行性改变。椎间盘不仅退变出现最早，而且是诱发和促进颈部其他部分退变的重要因素。椎间盘变性后椎间关节不稳和异常活动而波及小关节，早期为软骨退变，渐而波及软骨下，形成骨关节炎，使关节间隙变窄，关节突肥大和骨刺形成，使椎间孔变窄，刺激或压迫神经根。钩椎关节侧前方退行性改变，可刺激或压迫椎动脉，产生椎 - 基底动脉供血不足症状。在椎间盘、关节突发生退变的同时，黄韧带和前、后纵韧带也增生肥厚，后期骨化或钙化，使椎管变窄，或在颈后伸时形成皱折、突向椎管，使脊髓及血管或神经根受到刺激或压迫。睡眠体位的不良、工作姿势不当等慢性劳损是颈椎退变最为主要的因素。头颈部外伤与颈椎病的发病和发展有直接关系。颈椎畸形和颅底畸形与颈椎病的发生也有重要关系。总之，颈椎病容易发生在颈椎管先天发育较小、后天继发退变、颈部损伤及枕颈部畸形患者。

颈椎病产生症状的传统观念是由于机械性压迫，然而临床可见脊髓明显受压变形而无症状者。目前多数学者认为产生症状的原因为以下几点。①机械性压迫：是否发生症状与压迫的程度、时间及是否持续有关。②局部摩擦：脊髓、神经根在突出的骨赘上摩擦，发生水肿、充血甚至退行性变。③血管因素：前方粗糙的骨赘抵在脊髓前方，产生局部缺血或血流下降，或椎间孔病变使神经根纤维化，从而影响脊髓血流，一般上述几种因素常相互伴随。以机械因素为主者症状逐渐发生，一般症状较轻，以节段不稳或血管因素为主者病变发展较快，症状较重、较急。

颈椎退变后是否出现症状，则取决于退变的轻重；另一重要因素是椎管发育的大小，在发育性颈椎管狭窄患者则更易发病，颈椎管发育较小者，轻微退变及外伤也易于发病，症状与体征也较明显，一旦发生症状，非手术疗法难以使症状消失，即使消失也易于复发。合并颈椎管狭窄之颈椎病患者，在采用非手术疗法无效时，应及早手术治疗，手术时如不同时扩大颈椎管，则效果常不佳。

第二节　临床表现与分型

根据受累组织和结构的不同，颈椎病分为颈型（又称软组织型）、神经根型、脊髓型、交感型、椎动脉型、其他型（目前主要指食管压迫型）。如果两种以上类型同时存在，称为"混合型"。

一、颈型颈椎病

（一）定义

颈型颈椎病是在颈部肌肉、韧带、关节囊急慢性损伤、椎间盘退化变性、椎体不稳、小关节错位等的基础上，机体受风寒侵袭、感冒、疲劳、睡眠姿势不当或枕高不适宜，使颈椎过伸或过屈，颈项部某些肌肉、韧带、神经受到牵张或压迫所致。本病多在夜间或晨起时发病，有自然缓解和反复发作的倾向。30 ～ 40 岁女性多见。

（二）临床表现

1. 临床症状　颈项强直、疼痛，可有整个肩背疼痛发僵，不能做点头、仰头及转头活动，呈斜颈姿势。需要转颈时，躯干必须同时转动，也可出现头晕的症状。

少数患者可出现放射性肩臂手疼痛、胀麻，咳嗽或打喷嚏时症状不加重。

2. 临床检查　急性期颈椎活动绝对受限，颈椎各方向活动范围近于 0°。颈椎旁肌、C_1 ～ C_7 椎旁或斜方肌、胸锁乳突肌有压痛，冈上肌、冈下肌也可有压痛。如有继发性前斜角肌痉挛，可在胸锁乳突肌内侧，相当于 C_3 ～ C_6 横突水平，扪及痉挛的肌肉，稍用力压迫，即可出现肩、臂、手放射性疼痛。

二、神经根型颈椎病

（一）定义

神经根型颈椎病是由于椎间盘退变、突出、节段性不稳定、骨质增生或骨赘形成等原因在椎管内或椎间孔处刺激和压迫颈神经根所致。在各型中发病率最高，占 60% ～ 70%，是临床上最常见的类型。本病多为单侧、单根发病，但是也有双侧、多根发病者，多见于30 ～ 50 岁人群，一般起病缓慢，但是也有急性发病者。男性多于女性 1 倍。

（二）临床表现

1. 颈痛和颈部发僵，常是最早出现的症状。有些患者还有肩部及肩胛骨内侧缘疼痛。

2. 上肢放射性疼痛或麻木。这种疼痛和麻木沿着受累神经根的走行和支配区放射，具有特征性，因此称为根性疼痛。疼痛或麻木可以呈发作性，也可以呈持续性。有时症状的出现与缓解和患者颈部的位置、姿势有明显关系。颈部活动、咳嗽、喷嚏、用力呼吸及深呼吸等，可以造成症状的加重。

3. 患侧上肢感觉沉重、握力减退，有时出现持物坠落。可有血管运动神经的症状，如手部肿胀等。晚期可以出现肌肉萎缩。

4. 临床检查：颈部僵直、活动受限。患侧颈部肌肉紧张，棘突、棘突旁、肩胛骨内侧缘及受累神经根所支配的肌肉有压痛。椎间孔部位出现压痛并伴上肢放射性疼痛或麻木，或使原有症状加重具有定位意义。椎间孔挤压试验阳性，臂丛神经牵拉试验阳性。仔细、全面的神经系统检查有助于定位诊断。

三、脊髓型颈椎病

（一）定义

脊髓型颈椎病的发病率占颈椎病的 12% ～ 20%，由于可造成肢体瘫痪，因而致残率高。本病通常起病缓慢，以 40 ～ 60 岁的中老年人为多。合并发育性颈椎管狭窄时，患者的平均发病年龄比无椎管狭窄者小。多数患者无颈部外伤史。

（二）临床表现

1.多数患者首先出现一侧或双侧下肢麻木、沉重感，随后逐渐出现行走困难，下肢各组肌肉发紧、抬步慢，不能快走。继而出现上下楼梯时需要借助上肢扶着拉手才能登上台阶。严重者步态不稳、行走困难、双足踩棉感。有些患者起病隐匿，往往是自己想追赶即将驶离的公共汽车，却突然发现双腿不能快走。

2.出现一侧或双侧上肢麻木、疼痛，双手无力、不灵活，写字、系扣、持筷等精细动作难以完成，持物易落。严重者甚至不能自己进食。

3.躯干部出现感觉异常，患者常感觉在胸部、腹部或双下肢有如皮带样的捆绑感，称为"束带感"。同时下肢可有烧灼感、冰凉感。

4.部分患者出现膀胱和直肠功能障碍，如排尿无力、尿频、尿急、尿不尽、尿失禁或尿潴留等排尿障碍，大便秘结，性功能减退。病情进一步发展，患者需拄拐或借助他人搀扶才能行走，直至出现双下肢呈痉挛性瘫痪，卧床不起，生活不能自理。

5.临床检查：颈部多无体征。上肢或躯干部出现节段性分布的浅感觉障碍区，深感觉多正常，肌力下降，双手握力下降。四肢肌张力增高，可有折刀感；腱反射活跃或亢进，包括肱二头肌、肱三头肌、桡骨膜、膝腱、跟腱反射；髌阵挛和踝阵挛阳性。病理反射阳性，如上肢霍夫曼征、罗索利莫征，下肢巴宾斯基征、戈登征、查多克征。浅反射如腹壁反射、提睾反射减弱或消失。如果上肢腱反射减弱或消失，提示病损在该神经节段水平。

四、交感型颈椎病

（一）定义

由于椎间盘退变和节段性不稳定等因素，从而对颈椎周围的交感神经末梢造成刺激，产生交感神经功能紊乱。交感型颈椎病症状繁多，多数表现为交感神经兴奋症状，少数为交感神经抑制症状。由于椎动脉表面富含交感神经纤维，当交感神经功能紊乱时常累及椎动脉，导致椎动脉的舒缩功能异常。因此交感型颈椎病在出现全身多个系统症状的同时，还常伴有的椎-基底动脉系统供血不足的表现。

（二）临床表现

1.头部症状　如头晕或眩晕、头痛或偏头痛、头沉、枕部痛，睡眠欠佳、记忆力减退、注意力不易集中等。偶有因头晕而跌倒者。

2.眼耳鼻喉部症状　眼胀、干涩或多泪、视力变化、视物不清、眼前好像有雾等；耳鸣、耳堵、听力下降；鼻塞、"过敏性鼻炎"咽部异物感；口干、声带疲劳等；味觉改变等。

3.胃肠道症状　恶心甚至呕吐、腹胀、腹泻、消化不良、嗳气以及咽部异物感等。

4.心血管症状　心悸、胸闷、心率变化、心律失常、血压变化等。

5.其他症状　面部或某一肢体多汗、无汗、畏寒或发热，有时感觉疼痛、麻木但是又不按神经节段或走行分布。

以上症状往往与颈部活动有明显关系，坐位或站立时加重，卧位时减轻或消失。颈部活动多、长时间低头、在电脑前工作时间过长或劳累时明显，休息后好转。

6. 临床检查　颈部活动多正常、颈椎棘突间或椎旁小关节周围的软组织压痛。有时还可伴有心率、心律、血压等的变化。

五、椎动脉型颈椎病

（一）定义

健康人当头向一侧歪曲或扭动时，其同侧的椎动脉受挤压，使椎动脉的血流减少，但是对侧的椎动脉可以代偿，从而保证椎 - 基底动脉血流不受太大的影响。当颈椎出现节段性不稳定和椎间隙狭窄时，可以造成椎动脉扭曲并受到挤压；椎体边缘及钩椎关节等处的骨赘可以直接压迫椎动脉或刺激椎动脉周围的交感神经纤维，使椎动脉痉挛而出现椎动脉血流瞬间变化，导致椎 - 基底供血不全而出现症状，因此不伴有椎动脉系统以外的症状。

（二）临床表现

1. 发作性眩晕，复视伴有眼震。有时伴随恶心、呕吐、耳鸣或听力下降。这些症状与颈部位置改变有关。

2. 下肢突然无力猝倒，但是意识清醒，多在头颈处于某一位置时发生。

3. 偶有肢体麻木、感觉异常。可出现一过性瘫痪，发作性昏迷。

第三节　诊断标准

第二届全国颈椎病专题座谈会（1992 年，青岛）明确了颈椎病（cervical spondylosis）定义，即颈椎椎间盘退行性改变及其继发病理改变累及其周围组织结构（神经根、脊髓、椎动脉、交感神经等），出现相应的临床表现。仅有颈椎的退行性改变而无临床表现者则称为颈椎退行性改变。

（一）颈型颈椎病

颈型颈椎病具有典型的落枕史及上述颈项部症状体征；影像学检查可正常或仅有生理曲度改变或轻度椎间隙狭窄，少有骨赘形成。

（二）神经根型颈椎病

神经根型颈椎病具有根性分布的症状（麻木、疼痛）和体征；椎间孔挤压试验或（和）臂丛牵拉试验阳性；影像学所见与临床表现基本相符合；排除颈椎外病变（如胸廓出口综合征、网球肘、腕管综合征、肘管综合征、肩周炎、肱二头肌长头腱鞘炎等）所致的疼痛。

（三）脊髓型颈椎病

脊髓型颈椎病出现颈脊髓损害的临床表现；影像学显示颈椎退行性改变、颈椎管狭窄，并证实存在与临床表现相符合的颈脊髓压迫；除外进行性肌萎缩性脊髓侧索硬化症、脊髓肿瘤、脊髓损伤、继发性粘连性蛛网膜炎、多发性末梢神经炎等。

（四）交感型颈椎病

交感型颈椎病诊断较难，目前尚缺乏客观的诊断指标。出现交感神经功能紊乱的临床表现、影像学显示颈椎节段性不稳定。对部分症状不典型的患者，如果行星状神经节结封闭或颈椎高位硬膜外封闭后，症状有所减轻，则有助于诊断。除外其他原因所致的眩晕。

1.耳源性眩晕　由于内耳出现前庭功能障碍,导致眩晕,如梅尼埃病、耳内听动脉栓塞。

2.眼源性眩晕　屈光不正、青光眼等眼科疾病。

3.脑源性眩晕　因动脉粥样硬化造成椎-基底动脉供血不全、腔隙性脑梗死、脑部肿瘤、脑外伤后遗症等。

4.血管源性眩晕　椎动脉狭窄导致椎-基底动脉供血不全、高血压、冠心病、嗜铬细胞瘤等。

5.其他原因　糖尿病、神经官能症、过度劳累、长期睡眠不足等。

（五）椎动脉型颈椎病

椎动脉型颈椎病曾有猝倒发作，并伴有颈性眩晕；旋颈试验阳性；影像学显示节段性不稳定或钩椎关节增生；除外其他原因导致的眩晕；颈部运动试验阳性。

（六）会厌及食管受压型颈椎病

会厌受压型颈椎病以咽干、咽痒、自觉说话有别扭感为特征，应注意与咽喉部病变如慢性咽炎、咽后壁脓肿、咽喉部肿瘤相鉴别；食管受压型颈椎病以自觉吞咽有别扭感、喉中若有物为特征，应注意与食管病变如食管癌、胃肠神经症（梅核气）等相鉴别（颈椎侧位片有助诊断）。

综上所述，诊断颈椎病并不是一件简单的靠一两个症状、一两个体征或一两张 X 线片、CT 片、MRI 片就能确定的事情，需要结合临床具体症状、体征及影像学等资料综合分析、判断，才能得出较为正确、恰当的结论。

第四节　中医认识

一、病因、病机

本病多属本虚标实，是以气血运行不畅、肝肾不足所致痰瘀阻络。痹病是以风、寒、湿、热、痰、瘀痹阻经络气血、不通则痛为基本病机。

1.病因

（1）劳逸不当：烦劳过度，长期伏案工作，将息失宜，导致精气神不足、精血亏虚、筋脉失养、卫外不固；或过度运动，汗出肌疏，机体抵抗和防御外邪能力下降。

(2) 久病体虚：老年体虚，肾精不足，而致全身各脏腑功能衰弱，筋脉失于濡养；或久病气血不足，而致肝肾亏虚，风寒湿邪因腠理空疏而入。

(3) 饮食不节：暴饮暴食或过食肥甘厚腻，损伤脾胃运化功能，脾失健运，痰浊内生。

(4) 跌仆外伤：跌仆外伤后损伤局部气血经脉，气血运行不畅，不通则痛。

(5) 感受风、寒、湿邪：风、寒、湿邪乘虚进入机体，留注于局部肢体经脉，气血痹阻，运行不畅。

(6) 久居炎热潮湿之地，或素体阳盛，或阴虚阳亢，气血壅于筋脉。

2. 病机

(1) 因虚致瘀：风、寒、湿、热、痰、瘀等外邪留滞于局部机体筋脉，造成经络闭阻，不通则痛，是痹病的基本病机，但五脏六腑之功能下降，引起全身机体正气虚衰是引起本病的主要内在病机。平素体虚，阳气不足，尤其是肝脾肾正气不足，卫外不固，腠理空虚者，易为风、寒、湿、热等外邪乘虚而入，引起局部筋脉闭塞不通，而致营卫行涩，经络不通，气血不荣，发生颈肩部疼痛、酸楚、活动不利等症状。外邪侵袭机体，也会因个人的先天禀赋体质不同而有寒热之间相互转化。若素体阳气偏盛，内有蓄热者，感受风寒湿邪，易于从阳化热，而转变成风湿热痹。若阳气虚衰者，则寒易自内生，又复感外风寒湿邪，从阴化寒，而成为风寒湿痹。

(2) 因实致瘀：痹病的初期以邪实为主，邪痹阻于经脉，累及筋骨等。邪痹经脉，络道瘀阻，影响局部气血津液的运行输布，血滞为瘀，津停为痰，痰浊瘀血在颈椎病的形成发展过程中起着重要作用。痹病日久，则易耗伤气血，进而损及肝肾等脏腑功能。年事高的患者易肾精亏虚，气血大伤，筋骨肌肉疼痛酸楚，呈现以正虚为主的虚痹。

外感风寒湿热之邪可由经络内舍脏腑，出现相应的脏腑病变。因此，痹症日久，容易出现以下病理变化：一是外感风寒湿热日久不愈，机体局部气血运行不畅，瘀血痰浊痹阻于经络，出现颈项部酸楚疼痛、屈伸不利等症；二是病久使正气耗伤，呈现不同程度的气血亏损或肝肾不足的证候。

当脏腑气血亏损或风寒湿热之邪阻滞使局部气血津液运行不畅，筋脉闭塞不通，而致营卫行涩，经络不通，此时全身气血耗亏，局部筋骨失养，经络系统正常的生理运行被打乱，局部组织气血运行受阻，不通则痛，进而出现颈项部疼痛。

随着现代医疗科学水平的进步，已经认识到纤维环损伤是颈椎病发病关键，纤维环从中医角度来讲属于"筋"的范畴。中医学认为"肝主筋"，《素问•经脉别论》说："食气入胃，散精于肝，淫气于筋。"筋脉为肝所主，食入胃，经消化营养归于肝，滋养筋脉取的水谷精微、精气会输送到筋，发挥其滋养作用。肝藏血，肝血充足，肝疏泄条达舒畅，筋脉得以濡养，才能保证机体的有序运行。肝具调节气血之功，肝疏泄正常，气机通畅，血运无阻，"气行则血行，气滞则血瘀"。《黄帝内经》云："骨正筋柔、筋骨劲强、筋挛骨痛、筋骨隆盛"，从中可以看出"筋"与"骨"的密切关系。筋骨的濡养有赖于肝肾精气的充养，又赖于督脉中阳气的温煦。

二、中医辨证分型

1. 风寒湿阻证 颈、肩、肢酸痛,重者麻木,恶风寒,遇寒痛剧,得温痛减,颈部僵硬,活动受限,或伴胸闷、纳呆、恶心、呕吐,头身困重。舌淡红,苔薄白或腻,脉弦紧或滑。

2. 瘀血阻窍证 眩晕时作,头痛如刺。面色黧黑,口唇紫暗,肌肤甲错,健忘,心悸失眠,耳鸣耳聋。舌紫暗,有瘀点或瘀斑,脉弦涩或细涩。

3. 痰浊中阻证 视物旋转,头重如裹。胸闷作恶,呕吐痰涎,脘腹痞满,纳少神疲。舌胖大,边有齿痕,苔白腻,脉弦滑。

4. 肝肾阴虚证 头晕目眩,耳鸣如蝉,久发不已。健忘,两目干涩,视力减退,肋部隐痛,腰膝酸软,咽干口燥,少寐多梦。舌红,苔少或无,脉细数。

5. 气血亏虚证 眩晕,动则加剧,遇劳则发。神疲懒言,乏力自汗,面色无华,唇甲淡白,心悸少寐。舌淡嫩,苔薄白,脉细弱。

三、中医辨证施治

1. 风寒湿型 治法:祛风散寒,祛湿通络。方药:羌活胜湿汤加减。组成:羌活 6g,独活 6g,藁本 3g,防风 3g,炙甘草 3g,川芎 3g,蔓荆子 3g。煎服法:水煎服,每天一剂,分 2 次服用。

2. 瘀血阻窍 治法:活血化瘀,通窍止痛。方药:颈椎一号方。组成:桃仁 10g,红花 10g,当归 15g,地龙 5g,川芎 15g,甘草 10g,香附 15g,牛膝 20g,秦艽 15g,羌活 15g,葛根 20g,桂枝 10g,五灵脂 15g,威灵仙 10g。煎服法:水煎服,每天一剂,分 2 次服用。

3. 痰浊中阻 治法:祛湿化痰,通络止痛。方药:半夏白术天麻汤加减。组成:半夏 9g,天麻 6g,茯苓 6g,橘红 6g,白术 15g,甘草 3g 等。煎服法:水煎服,每天一剂,分 2 次服用。

4. 肝肾阴虚 治法:补益肝肾。方药:颈椎二号方。组成:熟地黄 30g,制附子 10g,威灵仙 10g 山药 20g 山萸肉 15g 枸杞子 20g 杜仲 20g 菟丝子 20g 鹿角胶 20g(冲服),当归 15g,桂枝 10g,牛膝 15g。煎服法:水煎服,每天一剂,分 2 次服用。

5. 气血亏虚 治法:补中益气,养血通络。方药:黄芪桂枝五物汤加减。组成:黄芪 9g,芍药 9g,桂枝 9g,生姜 18g,大枣 4 枚。煎服法:水煎服,每天一剂,分 2 次服用。

四、外治法

外治法是指对损伤局部进行治疗的方法,占有重要的地位。清代吴师机说:"外治之理,即内治之理；外治之药，即内治之药，所异者法耳。"临床外用药大致可分为敷贴药、搽擦药、熏洗湿敷药与热敷药。骨宁膏（药用乳香、没药、肉桂各 15g，川乌、草乌头、樟脑、马钱子各 10g，麝香 2g 等）贴敷，治疗颈椎病 60 例。取穴：颈部风府穴至大椎穴，督脉循行线上椎间隙处、大杼（双）。

五、针灸法

运用针灸补虚泻实，通过疏通脏腑经络气血，作用于"神气之所游行出入"的经络腧穴，阻断或转移心神对疼痛刺激的感知作用，达到"位痛移疼"的目的，这是针灸产生即时镇痛效应的基础，同时也可以减轻或阻断疼痛刺激本身加重气血运行障碍的恶性循环。针灸：风池、风府、肩井、天宗、曲池、手三里、小海、合谷穴针刺，1 次 / 天，每次留针 20 分钟，辅 TDP 机理疗。

六、推拿法

患者取坐位，医者立其后，取风池、风府、肩井、天宗、曲池、小海、合谷穴，在颈肩背和患侧上肢，采用、按、揉、拿、拔伸法，最后牵抖患侧上肢，并拍打肩背部和上肢，每天 1 次，每次 20 分钟，使患者有轻快感为宜。林基华等采用点揉颈肌，点揉项后韧带，提阳旋转法，侧屈推法，点揉颈愈三穴（自定名）（颈愈一穴在督脉上第 6 颈椎后棘突正下缘凹陷处，患者颈部前屈 10°～ 15° 取穴。颈愈二穴在耳垂垂直线下，斜方肌前缘，即肩井穴前 1～ 1.5 寸处。颈愈三穴在三角肌正中，即肩穴正下方 1～ 1.5 寸处。点揉方法：单指点揉或震颤均可，每穴 1～ 2 分钟。注意颈愈二穴处，疼痛较重，位处于臂丛神经后方，切勿直接作用于臂丛神经上，以防损伤臂丛神经，造成臂丛神经挤压应激综合征）和肩峰，弹拨冈上肌和冈下肌，每天做颈椎操 2 次。推拿手法均作用于阳经，特别是督脉、太阳经和阳明经，以求通过疏通经络，解除瘀痰对经络的阻滞而治疗本病。

七、穴位注射

患者反坐于靠背椅上，每次从 C_3 ～ C_7 夹脊穴中选穴一对，对穴位与周围皮肤进行常规消毒后，以 10ml 注射器接 7 号针头吸入 5% 葡萄糖溶液 4ml 及复方丹参注射液 6ml，垂直皮肤表面迅速刺入穴位 1 寸左右，得气后，每穴快速注入药液 5ml，退针后用消毒棉球按压穴位。穴位注射可发挥穴位刺激与丹参活血化瘀双重作用，能改善局部血液循环，解除颈项肌肉痉挛，较针刺、牵引等疗法见效快，复发率低。穴位注射法能解除项后肌腱、韧带的牵拉反应，改善病变组织周围缺血状态，增加椎间稳定性，故对早期轻度脊髓型颈椎病有明显疗效，预后较好。蒋和鑫等用野木瓜注射液 2～ 4ml 注射颈部华佗夹脊穴或病变颈椎或压痛点，随症配合风池、天柱、大椎、列缺、曲池、外关、合谷等穴，每天 1 次，5 次为 1 个疗程，2 个疗程间休息 2 天，连治 5 个疗程。结果：50 例中治愈 44 例，好转 4 例，无效 2 例，总有效率为 98.0%。

八、拔罐法

拔罐法是以罐为工具，利用燃烧排出罐内空气，造成负压，使之吸附于腧穴或应拔部位的体表，产生刺激，使被拔部位的皮肤充血、瘀血，以达到防治疾病的目的。临床应用拔罐时，可根据不同病情，选用不同的拔罐法。常见的拔罐法有 6 种，分别为留罐、走罐、闪罐、留针拔罐、刺络拔罐、药罐。拔罐具有通经活络、行气活血、消肿止痛、祛风散寒等作用。其适用范围较为广泛，如风湿痹痛、各种神经麻痹等。

九、针刀疗法

小针刀是近 10 年开展起来的一种疗法，是将中医针灸的"针"与西医外科的"刀"两者融为一体的产物。其主要作用：一是针灸效应，它在痛点进针时，首先起到针灸疗法刺激"阿是穴"的作用。当针刀达到椎间小关节周围组织进行针刀切割分离手法时，可引起小创伤性强机械刺激，这种机械刺激比毫针针刺强 30 倍。二是起外科手术"刀"的作用，对局部粘连、瘢痕等具体病灶进行松解、剥离和切割，达到疏通阻滞、流畅气血、刮除瘢痕、松解肌肉、镇痉止痛的目的。同时，辅以硬膜外腔注入含局部麻醉药、激素、B 族维生素等药液，可以使药物直接达到病变部位，局部麻醉药物抑制神经末梢的兴奋性，使血管扩张，改善局部血供，使疼痛缓解；激素改善局部组织水肿，减轻神经受压或粘连；维生素具有营养神经的作用，对神经结构和功能恢复及再生起促进作用。手法推拿可进一步纠正骨与关节的移位和微小错位，消除颈肩背肌的紧张与痉挛，增大椎间隙和椎间孔，解除对神经、血管的刺激与压迫，有助于增强小针刀和硬膜外腔注药的治疗效果。

针刀疗法是中西医疗法的结合，即针与刀相结合形成的一种闭合性微创伤性手术疗法。我国古代的九针具有刺治和割治之效，即兼具针和刀的功能，针刀疗法正是由此发展而来。近代学者在传统九针针具的基础上进行了一系列改进，拓展了针刀疗法的内涵和外延。20世纪 60 年代黄荣发创立了小宽刀综合疗法；20 世纪 70 年代初任志远创立了针灸刀疗法；70 年代师怀堂创立了新九针疗法；1976 年朱汉章创立了小针刀疗法；1980 年吴达创立了针刀药物疗法。上述几种小针刀疗法已广泛用于各种疼痛疾病的治疗，如 20 世纪 90 年代，宋文阁等采用以针刀疗法为主的序贯五法治疗颈椎病，治愈率达 76%，有效率达 96.8%。

1. 治疗原理　慢性软组织损伤的病理变化是粘连、瘢痕挛缩及无菌性炎症，可使肌肉、韧带、筋膜、腱鞘、滑囊的静态位置、运动时的方向及范围发生变化，局部静态与动态平衡被破坏，卡压或牵拉血管、神经产生疼痛。对病灶行针刀切割松解，可解除压迫、松解紧张挛缩的肌肉、恢复力学的动静态平衡、改善局部血液循环、消除无菌性炎症；对骨纤维管狭窄压迫管内容物的病例，应用针刀松解可解除对管内容物的压迫，明显缓解相应的症状和体征；脊柱四肢关节微小移位可导致关节周围软组织尤其是关节囊的损伤变性，用针刀切割松解变性软组织，有利于手法复位，并能防止再移位；针刀疗法是颈椎病综合治疗中的关键步骤，通过切碎颈项部软组织痛性硬结（如项韧带钙化），切割肥厚的黄韧带，扩大椎管，切开小关节囊，实施关节腔减压并扩大椎间孔，甚至直接经前路椎间孔进针刀松解粘连的神经根。

2. 手术方法 手术步骤：①首先找准进针点，弄清病变层次及局部组织解剖关系。适宜的进针点有敏感的压痛点，牵拉该处肌肉而引起的明显痛点，使该处肌肉完成某一特定动作而引发的痛点。定点后标记并消毒。②定向：使针刀的刃线与大血管、神经及肌纤维走向相平行，若肌纤维走向与神经、血管方向不一致，则应与神经、血管方向平行进针刀。③加压分离：右手拇指、示指捏住针柄，其余三指托住针体，稍加压力而不刺破皮肤，使进针点处形成一个长形凹陷，将刀口下的血管、神经分离到刀口两侧。④刺入：继续垂直加压，有坚韧感时表明已接近骨质，再稍加压即可刺破皮肤至所需深度，施行各种操作措施。

3. 适应证 ①各种软组织粘连引起的顽固性疼痛；②软组织挛缩疾病；③骨 - 纤维管卡压综合征；④滑囊炎；⑤关节微小移位如椎间小关节紊乱等。

4. 禁忌证 ①发热，血象增高；②施术部位感染或肌肉坏死；③施术部位有难以避开的重要血管、神经、内脏；④有出血倾向及凝血机制障碍，曾接受抗凝药物治疗；⑤严重的内脏疾病、失血性疾病、精神病及体质虚弱；⑥定性、定位诊断不明确。

十、物理疗法

（一）概述

物理疗法简称理疗，是研究应用人工的和自然的物理因子（如电、光、声、磁、热等）来防治疾病的一门学科，是康复医学的重要手段之一。物理疗法的研究内容包括各种物理因子的物理性质、作用机制、理化作用、生理作用、生物学效应、治疗作用、应用方法、操作技术及临床应用等。

物理因子的种类很多，用于康复治疗的可分为两大类：①自然的物理因子，包括矿泉疗法、气候疗法、日光疗法、空气疗法、海水疗法等；②人工的物理因子，包括电疗法、光疗法、超声波疗法、磁疗法、传导热疗法、冷疗法、水疗法、生物反馈疗法等。

物理治疗是现代医学中的一个重要组成部分，它通过物理因素作用于人体来治疗、预防疾病。物理因素刺激机体，可以发生局部的直接作用，并通过神经 - 体液机制引起机体的应答性反应，增强机体的抗病、防御功能，达到治病、防病的目的。物理治疗的种类和方法很多，在临床应用中应根据颈椎疾病的特点选择适当的疗法，充分发挥其治疗作用。

物理因子作用于机体后，通过神经 - 体液系统所引起的应答反应及直接作用而产生治疗作用。各种物理因子的作用有其共性和特性，同一物理因子又可因其强度、方法、技术、作用部位、病情的不同而产生不同的疗效。由于人体对物理因子的刺激会产生适应性，因此治疗到一定次数后即使再增加治疗剂量或延长治疗次数，也不再出现疗效。所以理疗要分疗程进行，在 2 个疗程之间要有一定的间歇期。

物理因子可以治病、防病，但使用不当也可产生相反的结果。为了使理疗获得满意的疗效，必须在诊断明确的前提下，正确掌握理疗的剂量与疗程。同时理疗应尽早开始。

（二）一般消炎、消肿与镇痛疗法

这类疗法包括超短波疗法、短波疗法、干扰电流疗法、间动电流疗法、低频调制的脉冲中频电源疗法、紫外线疗法及磁疗等。这类疗法有明显的改善血液循环作用，可加强组织的供氧和营养，减少渗出，促进致炎和致痛物质的排出，利于充血的消退、水肿的吸收。

（三）低、中频脉冲电刺激疗法

低、中频脉冲电刺激疗法可促进神经、肌肉和关节运动功能恢复。适当的低频脉冲或中频电刺激病变的神经、肌肉，可使之兴奋，发生收缩反应，这种电刺激所致的节律性收缩运动，可以促进病区的血液循环、改善肌肉营养、减少肌肉中蛋白消耗，防止肌肉大量失水和发生电解质紊乱、酶系统及收缩物质的破坏，抑制肌肉纤维化，防止肌纤维变短、变厚和硬化，延缓肌肉萎缩。同时，由于电刺激引起的肌肉收缩运动，向中枢输入冲动，可以促进神经功能的恢复。另外，电刺激肌肉，可以锻炼肌肉、增强肌力、矫治脊柱畸形等。低、中频脉冲电流的种类很多，应根据肌肉、神经病变的性质，选择低、中频脉冲中的一种，通常采用的波形为方波。频率为 1 ～ 100Hz，在康复医学中被称为功能性电刺激，用于神经、肌肉和关节运动功能的康复治疗，可用作体表电极的电刺激，也可以置入的形式，更准确地刺激某一肌肉群块。功能性电刺激不仅可以重新组织肢体运动，促进运动随意控制的自我恢复，促进脊髓节段基本运动机制的再建，而且还能缓解痉挛。

1. **低频脉冲电疗法**　应用频率 < 1000Hz 的脉冲电流治疗疾病的方法，称为低频脉冲电疗法。常用的波形有三角波、方波、梯形波、正弦波、双向脉冲波、阶梯波等。其单向脉冲电流按一定规律出现，时间短，方向不变，故有一定的电解作用；双向脉冲电流则是非极化电流，电解作用不明显。低频脉冲电流分为调制型和非调制型两种，低频脉冲电流对感觉神经和运动神经都有强烈的刺激作用。

禁忌证：恶性肿瘤、急性化脓性疾病、出血性疾病、心力衰竭、装有心脏起搏器者、有置入电极区、未固定的骨折区。

骨科康复常用的低频脉冲电疗法有以下几种。

（1）感应电疗法：利用两个线圈的互感作用，使次级线圈产生与初级线圈方向相反的感应电流来治疗疾病，称为感应电疗法。治疗作用分为以下几种。①对运动神经、肌肉的作用：感应电流的尖峰形正波，除有足够的电压外，其有效作用时间 > 20Hz，故能有效地兴奋正常运动神经引起肌肉收缩反应。当频率 > 20Hz，可使肌肉产生不完全强直收缩，当频率为 50 ～ 60Hz 时，肌肉产生完全强直收缩，其强直收缩的力量可为单收缩的 4 倍。而感应电的频率为 60 ～ 80Hz，故感应电疗法可用于防治失用性肌萎缩和训练肌肉新动作。

②促进肢体的静脉和淋巴回流，促进局部血液循环。③促进感觉神经的知觉恢复。④提高平滑肌的肌张力，可治疗胃下垂和习惯性便秘。

适应证：失用性肌萎缩、肌无力、知觉障碍、周围神经麻痹、落枕等。

禁忌证：同低频脉冲电疗法。

（2）失神经支配肌电刺激疗法：对于失神经支配肌宜选用具有选择性刺激病肌作用的三角波脉冲电流作为电刺激，它既能使失神经支配病肌充分收缩，尽可能地不引起皮肤疼痛及肌肉疲劳，同时又避免使非病变的拮抗肌产生收缩。对于部分失神经肌，脉冲前沿取 50～150 毫秒，间歇时间为 1000～2000 毫秒；对完全失神经支配肌，脉冲前沿取 150～600 毫秒、间歇时间 3000～6000 毫秒。一般都采用运动点刺激法。

适应证：常用于治疗下运动神经元病损所致失神经支配肌肉，病程在 3 个月以内者可延缓肌肉萎缩；3 个月至 1 年者，可防止肌肉纤维化；3 年以内虽预后不良，但仍有恢复的可能性。

（3）神经肌肉功能性电刺激疗法：功能性电刺激（FENS）主要作用于已丧失功能或功能不正常的器官或肢体，以其产生的即时效应来代替或矫正器官及肢体已丧失的功能。当刺激运动神经和肌肉的同时也刺激传入神经，经脊髓投射至高级中枢，因而对器官或肢体的功能重建也起着重要的积极作用。

功能性电刺激的电流性能：神经肌肉功能性电刺激分为体表电极及置入性电极两种刺激方式。所用的电流主要是方形脉冲，正向或负向脉冲均可，也有人认为负向脉冲更好。

功能性电刺激的作用：①代替或矫正肢体和器官已丧失的功能，如偏瘫的垂足。②重建功能。按编定程序的人工信息依次刺激有关肌肉，产生步行等功能活动。同时无数次重复的运动模式信息可通过刺激本体感受机制，促使在皮质中建立兴奋痕迹，兴奋痕迹一经建立便对功能性电刺激所引起的步态和姿势的改善起永久效应。③运动功能的代偿性"恢复"或重建，常对患者的心理状态、整体代谢及免疫功能等具有积极的促进功效，甚至可以影响到一些瘫痪患者的生活质量和社会活动能力。

在国内，功能性电刺激疗法较多地用于偏瘫患者足下垂矫正，通过皮肤表面电极刺激肌肉的运动点，在下垂足踏地时的瞬间同时引起足背伸及小腿伸展，帮助足下垂者步行。这种电刺激器称为足下垂矫正器。

（4）间动电流疗法：间动电流是在直流电基础上叠加经半波或全波整流后的正弦电流而成的。将这种电流用于治疗疾病，称为间动电疗法。间动电疗机可输出密波、疏波、疏密波、间升波、断续波、起伏波及直流电流，波型和波幅能经常变换使用，故可防止或延迟适应现象的产生。

治疗作用：①镇痛作用，间动电流的镇痛作用明显，以间升波、疏密波为佳，密波与疏波次之。间动电流引起的明显震颤感是一种强刺激，可通过掩盖效应而达到镇痛的目的，可通过兴奋粗纤维关闭"疼痛闸"而镇痛。②扩张血管、促进周围血液循环。其扩张血管的作用与降低交感神经的兴奋性有关。③调节神经肌肉组织的紧张度，100Hz 的正弦电流最易兴奋神经肌肉组织。

适应证：扭挫伤、肌肉劳损、颈神经综合征、神经炎、神经痛、神经根病变。

禁忌证：同低频脉冲电疗法。

（5）经皮神经电刺激疗法：是一种以治疗疼痛为主的无损伤性治疗方法，对各种不同性质的疼痛都有显著的疗效，在急性躯体疼痛或根性疼痛加剧时，其疗效最好。本疗法的镇痛机制可能与下列因素有关：①经皮神经电刺激疗法的电流适中地刺激了感觉神经粗纤维，兴奋了疼痛闸门控制系统，关闭了闸门，阻止疼痛向中枢传导。②经皮神经电刺激疗法电流的刺激兴奋了周围神经的粗纤维，使脑内释放出内源性吗啡样物质。

适应证：脊椎压缩性骨折、肿瘤痛、颈肩腰腿痛、肌筋膜疼痛综合征、肢体残端痛、韧带损伤、术后刀口痛等。

禁忌证：装有心脏起搏器者、妊娠、颈动脉窦部位。

（6）超刺激电疗法：应用超出一般治疗剂量的低频方波脉冲电流治疗疾病的一种方法，称为超刺激电疗法，是一种镇痛疗法，也称为刺激电流按摩疗法。超刺激电流的实质为低频直角脉冲电流，波宽为 2 毫秒，频率为 5 ～ 143Hz，电流密度高达 $0.3mA/cm^2$。这种电流强度远大于一般低频脉冲电流的治疗剂量。

治疗作用：镇痛和改善血液循环。临床上主要用于镇痛。每次治疗后镇痛作用可持续 3 小时左右，皮肤充血反应可持续 5 小时左右。

适应证：颈椎病、灼性神经痛、软组织劳损等。

禁忌证：同低频脉冲电流疗法。

（7）断续直流电疗法：在直流电路中串联一个断续器便可获得断续直流电。断续直流电的波形似矩形，但波峰圆钝，不呈直角状，脉冲持续时间在 100 ～ 300 毫秒。

治疗作用：对运动神经、肌肉具有兴奋作用，对正常神经支配肌肉引起闪电样收缩，对失神经支配肌肉引起蠕动样收缩。这种刺激作用以在阴极通电时最强。

适应证：下运动神经元损伤所致的弛缓性麻痹，改善肌肉组织营养，提高肌张力，防止肌萎缩等。

禁忌证：同低频脉冲电疗法。

（8）低周波脉冲调制电流疗法：是应用调制型的低频低压脉冲电流来治疗疾病的一种方法。输出的调制波组有锯齿波、可调波、疏密波、断续波。

治疗作用：①提高神经肌肉紧张度，促使肌肉产生良好的收缩。②镇痛。③改善周围血液循环，增强代谢，改善神经肌肉营养，促进神经、肌肉的再生及其功能恢复，防止肌萎缩。

适应证：软组织扭挫伤、落枕、中枢及周围性瘫痪、神经痛等。

禁忌证：同低频脉冲电疗法。

低频脉冲电疗法在颈椎疾病康复中应用可见表 4-1。

表 4-1　低频脉冲电疗法脊椎疾病康复应用参考表

电刺激分类	治疗方法	适应证
正常神经肌肉电刺激	感应电（或新感应电）疗法、干扰电疗法	失用性肌萎缩、肌无力
失神经支配肌肉电刺激	失神经支配肌电刺激疗法（三角波）、断续直流电疗法、脉冲调制中频电疗法	下运动神经元病损所致失神经支配肌肉
神经肌肉功能性电刺激	神经肌肉功能性电刺激疗法	脊柱侧弯
为镇痛目的及治疗软组织损伤的电刺激	经皮神经电刺激疗法、超刺激电疗法、间动电疗法、低周波脉冲调制电疗法	灼性神经痛、肢体残端痛、急慢性软组织损伤、神经痛

2. 中频电疗法　应用频率为 1000 ～ 100 000Hz 的正弦交流电治疗疾病，称为中频电疗法。

（1）等幅中频正弦电疗法：是指应用频率为 1000 ～ 5000Hz 的等幅正弦电流治疗疾病，又称音频电疗法。常用的频率为 2000Hz。

治疗作用：①软化瘢痕，松解粘连。音频电流能使瘢痕变软、变平，减轻、消除瘢痕的痛痒症状。②镇痛作用。等幅中频正弦电流具有较明显和较长时间的镇痛作用。③促进局部组织血液循环。④对非感染性炎症具有较好的消炎、消肿作用。⑤能调节神经系统功能，促进神经系统功能的恢复，还可促进腺体（汗腺、乳腺等）分泌等。

适应证：瘢痕疙瘩、瘢痕粘连、瘢痕挛缩、神经损伤、神经痛、各种扭挫伤、腰肌劳损等。

禁忌证：置有心脏起搏器者、局部有较大的金属异物者、肿瘤患者、有出血倾向者。

（2）干扰电疗法：是一种由低频调制的中频电流进行治疗的方法，又称差频电疗法。它是由两组频率相差 100Hz 的中频电流（3900Hz，4000Hz）交叉地输入人体，在交叉处发生干扰，形成干扰电场，在干扰场处产生 0 ～ 100Hz 的频率可调的内生性低频电流。在理论上讲，干扰电流强度的幅值比输入电流大，因此可弥补低频电疗时电流在深部减弱的缺点，故透入较深。按干扰方式不同，可分为静态干扰电疗法、动态干扰电疗法和立体动态干扰电疗法。

治疗作用：①镇痛作用较明显且持久；②能显著地改善局部组织的血液循环，促进渗出物和水肿的吸收；③兴奋运动神经和骨骼肌，能引起较强烈的骨骼肌收缩；④对自主神经具有调整作用，干扰电流通过对交感神经的兴奋和抑制作用来对交感神经的功能进行调整；⑤对内脏平滑肌有作用，干扰电流能改善内脏平滑肌张力，改善内脏的血液循环及调整支配内脏的自主神经功能。

适应证：软组织挫伤、周围神经损伤或神经炎引起的周围神经麻痹和肌萎缩、失用性肌萎缩、颈椎病、颈椎间盘突出症、缺血性肌挛缩。

禁忌证：置有心脏起搏器者、局部有较大的金属异物者、肿瘤患者、有出血倾向者。

（3）调制中频电疗法：与干扰电疗法不同，它是把已在机器内调制好的电流输入到人体进行治疗。目前国内应用的有调制中频正弦电疗法和调制中频脉冲电疗法两种形式。

调制中频正弦法：中频载波电流为正弦波，频率为 2000～5000Hz。调制波为正弦波，频率为 10～150Hz。输出共有 12 种波形，即全波、正半波和负半波，每种波又有连续调制波、断续调制波、变频调制波、等幅调制波 4 种调制波。

调制中频脉冲法：中频载波电流为梯形波，频率为 2kHz、4kHz、8kHz。调制波形为微分波、积分波、方波，频率为 1.5～150Hz。输出共有 45 种波形，即全波、正半波和负半波，每种波各有连续调制波、断续调制波、变频调制波、等幅调制波和断续缓升调制波 5 种调制波。

治疗作用：①镇痛作用，调制中频电疗具有较好的镇痛效果，尤以即时镇痛作用较为突出；②促进局部血液循环和淋巴回流；③锻炼肌肉；④具有电流按摩作用，能产生间断的挤压揉捏肌肉感及按摩叩击感，增强了解痉镇痛效果；⑤对内脏器官作用，能增强平滑肌收缩功能；⑥通过抑制交感神经的作用来调整自主神经功能。

适应证：落枕、颈椎病、纤维织炎、神经炎。

禁忌证：置有心脏起搏器者、局部有较大的金属异物者、肿瘤患者、有出血倾向者。

（四）水疗法

水疗法是利用水的温度刺激，动水的机械作用和水的浮力，促进肌肉、关节及肢体功能障碍的康复。应用水的温度、压力或溶于水的化学物质进行治疗，称为水疗法。水的热容量大，导热性强，又是良好的溶剂，因而可以利用水的温度、机械性质和水溶液化学成分的刺激作用，来达到防治疾病的目的。水疗法可以单独应用，也可以作为综合治疗的一种手段。它不像药物疗法那样易发生不良反应，也不像矿泉疗法那样受环境条件限制，因而是一种应予以重视的物理疗法。

1. 治疗作用　水疗方法很多，但其作用均不外乎温度、机械和化学 3 种因素的组合，只是重点不同而已，如一般淡水浴的治疗作用主要是温热刺激，而药水浴主要为化学刺激，淋浴则主要为机械刺激。

（1）水温作用：温热刺激具有解痉、镇痛、发汗、促进炎症消散等作用。寒冷刺激则可使血管收缩、镇痛，强冷可使神经末梢麻木，用于出血或创伤性疼痛。

（2）机械作用：利用水的静压、冲击、浮力作用，并可在水中进行体操和按摩，促进肢体功能恢复（如淋浴、漩涡浴、喷流浴、气泡浴等）。

（3）化学作用：在水中加入各种矿物质、药物和气体，使机体获得特殊反应，以提高疗效（如药物浴、矿泉浴等）。

2.水疗法的应用及适应证

（1）局部水疗

1）漩涡浴：水温为 38～40℃，每次治疗 15～30 分钟。此疗法机械按摩作用较强，常用于治疗周围神经麻痹（脊髓灰质炎后遗症）及骨折除去石膏后的肢体。

2）冷热交替浴：热水水温为 40～45℃ 或更高，冷水水温为 20℃ 或更低，先热水作用 30 秒，继改用冷水作用 20 秒，如此重复 3～4 次，共治疗 2～5 分钟。本疗法主要是温热作用和机械作用，常用于慢性多发性神经炎、不全麻痹、肌肉萎缩。

（2）全身水疗

1）盐水浴：多用于全身关节炎及多发性神经炎。

2）松脂浴：用于神经官能症兴奋型、早期高血压、肌痛、多发性神经炎。

3）中药浴：根据辨证施治，一般选用祛风除湿或活血化瘀的中药。

4）水下运动疗法：指在水池中进行各种医疗体育锻炼的治疗方法。其特点是具有水疗和医疗体育的综合治疗作用，尤其对肢体运动功能障碍、关节挛缩、肌肉张力高的患者较为适宜。

禁忌证：重症动脉硬化、心肾功能代偿不全、活动性肺结核、癌瘤、恶病质、身体极度衰弱、出血倾向者禁用。

十一、熏蒸治疗

熏蒸治疗是利用药物煎煮沸腾后产生的蒸汽熏蒸肌肤的一种外治法，是中医外治疗法之一，历史悠久，因其疗效显著，为历代医家所重视。医学文献最早的记载见于马王堆出土的《五十二病方》。早在《黄帝内经》中即有"病在骨，焠针药熨"及"有邪者，渍形以为汗"等的记载。

中药熏蒸是借助热力和药物的作用对患处或全身发挥治疗作用，具有穿透力强、作用直接、疗效快等特点。熏洗疗法的作用机制可以概括为以下两个方面。

1.直接作用 是指药物经熏洗治疗，通过皮肤孔窍、腧穴等部位，深入腠理及各脏腑中，直接吸收、输布于全身，以发挥其药理作用。现代药理学研究认为，药物外用，其中的某些成分可刺激皮肤感受器，发挥其某些化学作用，经渗透、吸收和经络输布，使药物归经，达到"以全调全"的作用，实际上可起到内服药同样的效果。正如《理瀹骈文》所言："外治之理，即内治之理，外治之药，即内治之药，所异者法耳。"

2.间接作用 除了药物作用之外，湿热刺激及机械物理刺激，通过经络系统的调节，均可起到纠正脏腑、阴阳、气血的偏盛偏衰，补虚泻实，扶正祛邪等作用。大量研究表明，当用药物趁热在皮肤或患部熏洗时，由于湿热刺激引起皮肤和患部的扩张，能促进局部和周身的血液及淋巴循环，促使新陈代谢旺盛，改善局部组织营养和全身功能，同时又能刺激皮肤的末梢感受器，通过神经系统，形成新的反射，从而破坏了原有的病理反射联系，达到治愈疾病的目的。

3. 适应证与禁忌证

（1）适应证：软组织扭挫伤、落枕、颈椎病、灼性神经痛、软组织劳损等。

（2）禁忌证：重症动脉硬化、心肾功能代偿不全、活动性结核、癌瘤、恶病质、身体极度衰弱、出血倾向、精神病及体质虚弱。

十二、中药离子导入

药物经皮离子导入是在电流影响下，离子化的药物分子在皮肤生物膜的传递过程，利用直流电将离子型药物经由电极定位导入皮肤进入组织或体液循环的一种方法，其技术已有 200 余年的历史。但该技术的科学化和系统化的研究始于 21 世纪初，Leduc 将马钱子生物离子导入家兔体内，取得了药理和毒理学的实验结果。

我国 1958 年首创中药离子导入法，是结合中药、穴位及电流物理作用的一种独特疗法。中药有效成分可通过皮肤上的汗腺管开口、毛孔、皮肤腺开口及细胞间隙等途径进入体内，但因受到诸多阻力，进入量有限。表皮角质层是药物进入体内的主要屏障。当皮肤上加电压后，其主要在角质层两侧产生电压降。一则此电压降可引起解质层 α - 螺旋角蛋白多肽分子重新分布而形成新的孔道结构；二则因汗孔、毛囊等孔道的电阻小，有利于电流通过使药物易于透入。

1. 直流电药物离子导入的机制　直流电中药药物导入是利用直流电的电场作用和直流电同性相斥、异性相吸的特性来进行的。带负电荷的中药药物被直流电场的阴极推斥进入人体，带正电荷的药物被直流电场的阳极推斥进入人体。因此中药药物离子导入时，如中药药物带负电性的则放在阴极导入，反之应放在阳极导入。

2. 中药药物离子进入人体的途径及体内分布　在直流电场作用下，中药药物离子通过皮肤的汗腺、皮脂腺开口、毛囊进入体内。药物离子导入后，一部分中药药物离子停留在皮肤的表层，形成所谓皮肤离子堆，由于中药药物离子浓度高，排除慢，以后可逐渐进入深层内发挥作用，故作用时间长。部分离子进入体内可立即被血液和淋巴液带至全身或选择性地停留在脏器内（如碘离子最后蓄积在甲状腺内，磷离子蓄积在中枢神经系统及骨骼等组织）。部分离子进入体内后，失去或得到的电荷变为原子或分子，立即与组织发生化学反应。

3. 直流电中药药物离子导入法的作用和特点

（1）本疗法具有直流电与中药药物的双重治疗作用。

（2）可将中药药物直接导入治疗部位（浅表层），并可保持较高的局部浓度。

（3）由于皮肤浅层形成"离子堆"，且排除慢，故中药药物持续作用时间长。

（4）中药药物离子导入法仅是导入发挥治疗作用的中药药物离子成分，而口服或注射方法给药，往往引入体内的还有大量的没有治疗意义的溶媒和基质。

（5）本疗法不引起疼痛和肠道反应。

但本疗法导入的药量少，其量又无法精确计算，因而不能代替口服和注射用药。此外，本疗法作用浅表，电流强度小，缺乏深部的热作用，也是本疗法的不足之处。

4. 直流电离子导入机体的深度　中药药物离子的直接导入，一般只能达到皮肤浅层，但也有少数实验发现药离子可深入组织达 1cm 以上者。直流电离子导入法作用于机体部位虽浅表，但由于电流刺激神经系统、血流和淋巴流又可把离子带至机体的深远部分，因而可引起广泛的反应

5. 中药药物离子的导入量　一般规律是导入液中药药物浓度高、通电时间长、电流强度大，则导入药量多。此外，根据不同中药药物配成其适宜的酸碱度，尚可增加导入的药量；而寄生离子的形成则可明显减少中药药物离子导入量；简单的无机离子导入量多，复杂的有机离子则导入量明显减少。

总之，中药药物离子导入量是受多种因素影响的，实验研究发现，在普通技术条件下，无机化合物离子导入量大致为衬垫上所用药总量的 1%～10%，而有机化合物离子的导入量则低于此值。直流电中药药物离子导入液的浓度以 5%～10% 为佳。

6. 治疗作用　直流电离子导入疗法的治疗作用就是直流电和中药药物的综合作用。

（1）直流电作用：①直流电阴极能改善局部组织血液循环、营养、代谢和含水量，具有消炎、刺激组织再生、促进溃疡愈合、软化瘢痕的作用，对静脉血栓也有治疗作用。直流电阳极有消炎消肿作用。②直流电阳极能降低组织兴奋性，具有镇静、镇痛作用。直流电阴极能提高组织兴奋性，具有兴奋刺激作用。③断续直流电能引起肌肉收缩，具有增强肌肉收缩功能，防止肌萎缩的作用。④直流电使组织电解，常用于电解拔毛，电解除赘。

（2）中药药物作用：即导入中药药物的药理作用。

（3）离子反射作用：皮肤离子堆能刺激皮内神经末梢，能引起局部生理效应和全身生理效应。如钙离子导入试验可引起动物的电极下及远隔部位肌肉电兴奋性升高，但如切断神经或在皮肤局部麻醉后进行时即无此作用。

7. 中药离子导入法的适应证及禁忌证

（1）适应证：颈椎病、神经痛、颈椎骨折、术后瘢痕粘连。

（2）禁忌证：恶病质、高热、心力衰竭、出血倾向、对直流电不能耐受者。

十三、刮痧疗法

刮痧，是传统的自然疗法之一，它是以中医皮部理论为基础，用器具（牛角、玉石、火罐）等在皮肤相关部位刮拭，以达到疏通经络、活血化瘀之目的。明代郭志邃著有《痧胀玉衡》一书，完整地记录了各类痧证百余种。近代著名中医外治家吴尚先对刮痧给予了充分肯定，他说："阳痧腹痛，莫妙以瓷调羹蘸香油刮背，盖五脏之系，咸在于背，刮之则邪气随降，病自松解。"

"刮痧"这个"痧"字也就是"痧证"。这种疗法起源于旧石器时代，人们患病时，出于本能地用手或者石片抚摩、捶击身体表面的某一部位，有时竟然能使疾病得到缓解。通过长期的实践与积累，逐步形成了砭石治病的方法，这也是"刮痧"疗法的雏形。刮痧疗法发展到今天已经成为一种适应病种非常广泛的自然疗法。早在明代医学家张凤逵的《伤暑全书》中，对于痧证这个病的病因、病机、症状都有具体的描述。他认为，毒邪由皮毛而入的话，可以阻塞人体的脉络，阻塞气血，使气血流通不畅；毒邪由口鼻吸入的时候，阻塞络脉，使络脉的气血不通。这些毒邪越深，郁积的越厉害，那么它就越剧烈，发急如燎原之势，对于这种情况，就必须采取急救措施，也就是必须用刮痧放血的办法来治疗。运用刮痧疗法，将刮痧器皿在表皮经络穴位上进行刮治，直到刮出皮下出血凝结成米粒样的红点为止，通过发汗使汗孔张开，痧毒（也就是病毒）随即排出体外，从而达到治愈的目的。

（一）刮痧疗法的机制

"痧"又称为"瘴气"等。它包含两方面的含义，从广义来讲，一方面是指"痧"疹征象，即痧象；另一方面是指痧疹的形态外貌，即皮肤出现红点如粟，以指循皮肤，稍有阻碍的疹点。清代邵新甫在《临证指南医案》中说："痧者，疹之通称，有头粒如。"它是许多疾病在发展变化过程中，反映在体表皮肤的一种共性表现。它不是一种独立的病，许多疾病都可以出现痧象，痧是许多疾病的共同证候，统称为"痧证"，故有"百病皆可发痧"之说。

痧病相当于现代医学的什么病，目前尚难确定。痧证所包括的范围很广，现存中医古籍中，有关痧证的记载涉及内科、外科、妇科、儿科等多种疾病。《绘图痧惊合璧》一书就介绍了40多种痧证，连附属的共计100多种。根据其所描述的症状分析："角弓反张痧"类似现代医学的破伤风；"坠肠痧"类似腹股沟斜疝；"产后痧"似指产后发热；"膨胀痧"类似腹水；"盘肠痧"类似肠梗阻；"头疯痧"类似偏头痛；"缩脚痈痧"类似急性阑尾炎等。此外民间还有所谓寒痧、热痧、暑痧、风痧、暗痧、闷痧、白毛痧、冲脑痧、吊脚痧、青筋痧等，名目繁多。

从狭义来讲，痧证特指一种疾病。古人认为，痧证主要是因风、湿、火之气相搏而为病。天有八风之邪，地有湿热之气，人有饥饱劳逸。夏秋之际，风、湿、热三气盛，人若劳逸失度，则外邪侵袭肌肤，阳气不得宣通透泄，而常发痧证。一年四季都有发生痧证的可能，但以夏秋季多见。痧证的主要特征有两个：一是痧点，二是酸胀感。根据病情轻重，其临床表现可分为一般表现与急重表现。一般表现多表现为头晕脑涨、心烦郁闷、全身酸胀、倦怠无力、胸腹灼热、四肢麻木，甚则厥冷如冰。邪入气分则作肿作胀；入血分则为蓄为瘀；遇食积痰火，结聚而不散，则脘腹痞满，甚则恶心、呕吐。急重表现为起即心胸憋闷烦躁、胸腔大痛，或吐或泻，或欲吐不吐、欲泻不泻，甚则猝然眩晕昏倒、面唇青白、口噤不语、昏厥如尸、手足厥冷，或头额冷汗如珠，或全身无汗，青筋外露，针放无血，痧点时现时隐，唇舌青黑。

现代医学认为，痧是皮肤或皮下毛细血管破裂，是一种自然溶血现象，易出现在经络不通畅、血液循环较差的部位，它不同于外伤瘀血、肿胀。相反，刮痧可使经络通畅，瘀血肿胀吸收加快，疼痛减轻或消失，所以刮痧可以促进疾病的早日康复。

国内有学者从现代科学理论分析，临床刮痧部位大多为气血凝聚之所，该处皮肤可能隐藏着某些免疫功能很强的免疫组织，由于人的手足平时很少触及这些部位，致使这些免疫组织中的免疫细胞经常处于休息状态。刮痧则刺激了该处免疫组织并促进了该处的血液循环，受到了刺激的免疫细胞，随着血液循环散布到全身各处可起到调血行气、疏经通络、活血化瘀，把阻滞经络的病源呈现于体表的作用，使病变器官、细胞得到营养和氧气的补充，从而发生活化、恢复人体自身的抗病能力，甚至起到消灭病菌的作用。刮痧疗法是中国医学非药物疗法的重要组成部分。

（二）适应证与禁忌证

1. 适应证　①各种软组织粘连引起的顽固性疼痛；②软组织挛缩疾病；③软组织劳损；④滑囊炎；⑤关节微小移位如椎间小关节紊乱等。

2. 禁忌证　重症动脉硬化、心肾功能代偿不全、活动性肺结核、癌瘤、恶病质、身体极度衰弱、出血倾向、精神病及体质虚弱。

（三）刮痧手法详述

古钱币是刮痧疗法使用的最常用的工具。目前已经发展到专业工具：刮痧板。刮痧手法有十几种，其中最常用的手法为手拿刮板，治疗时刮板厚的一面对手掌，保健时刮板薄的一面对手掌。刮拭方向从颈到背、腹、上肢再到下肢，从上向下刮拭，胸部从内向外刮拭。刮板与刮拭方向一般保持在 45°～90°进行刮痧。刮痧板一定要消毒。刮痧时间一般每个部位刮 3～5 分钟，最长不超过 20 分钟。对于一些不出痧或出痧少的患者，不可强求出痧，以患者感到舒服为原则。刮痧次数一般是第一次刮完等 3～5 天，痧退后再进行第 2 次刮治。出痧后 1～2 天，皮肤可出现轻度疼痛、发痒，这些反应属正常现象。

刮痧疗法不仅能治病，还可以起保健作用。只要皮肤没有什么疾病，尤其是出血性疾病，沿着经络适当刮一刮对身体还是比较有益的。刮痧的保健作用主要应用于疏通经络方面。刮痧疗法对皮肤有一定的损伤，所以一次刮完后要等过一段时间，一般为 5～7 天，再进行第 2 次。刮痧疗法具有活血化瘀、调理阴阳、舒筋和络、排除毒素等作用，操作方便，疗效显著。

十四、功能锻炼

功能锻炼也称练功疗法，古代称"导引"，是通过自身的运动和摩捏等方法来达到锻炼身体，预防和治疗某些疾病，使身体康复的治疗方法。汉代华佗创立"五禽戏"即以运动肢体的方法来防治疾病。练功疗法要贯彻局部与整体兼顾、动静结合的治疗原则，对治疗筋伤与骨关节疾病，提高疗效，促使功能恢复，减少后遗症有着重要的意义。

（一）作用原理

1.运动锻炼能促进全身或局部气血的运行，使全身气血流通，灌流充足，各种病理产物得到及早吸收和排除，减轻疼痛，加快患肢肿胀消退，有助于肢体功能的恢复，增强运动器官的功能。

2.防止失用性肌肉萎缩、骨质疏松、关节强直和组织粘连。

3.有助于肢体功能更快恢复：骨折、脱位、伤筋，因脉络受伤、瘀血停滞，可影响肢体功能的恢复，而合理和适当的练功，促进了全身气血的运动，气行则血行，血行瘀血散，从而加快了肢体功能的恢复。

4.增强体质提高抗病能力：局部和全身系统、综合的练功，不仅直接作用于运动器官，同时也有益于内脏器官的功能，对神经系统、循环系统、呼吸系统等都有明显的调节和促进作用，增强了各器官的功能活动，从而增强了体质，提高了防御疾病的能力。

（二）要求和原则

1.确定运动锻炼的内容和运动强度　制订练功计划，患者应明确练功的目的意义，以取得患者的配合，在分析病情后，根据患者的实际情况，提出各个时期的练功计划，合理安排练功内容。要因人而异，因病而异。

2.正确指导运动锻炼的动作要领　运动锻炼要在医师的指导下进行，以患者的主动锻炼为主，不增加患者痛苦和损伤的被动活动为辅，切忌采取任何粗暴的被动活动。

3.运动锻炼要掌握循序渐进的原则　防止损伤和偏差运动锻炼的方法要适当，动作要协调、对称、平衡、多面、坚持不懈、循序渐进，练功时以健肢带动患肢，次数由少到多，时间由短到长，活动幅度由小到大。如果出现疼痛加重，伤情恶化时应查明原因，立即改变不正确的练功方法。

4.定期复查，评定疗效　定期检查随时调整患者的伤情和功能恢复情况，正确评定患者练功的进展，便于及时发现问题，随时调整练功内容和运动量，修订运动处方和练功计划。

5.运动锻炼时应思想集中　全神贯注，动作要缓慢，局部与全身练功相结合，必要时用器械配合，练功次数一般每天2～3次。

（三）方式方法

1.颈项部练功法　可取坐位或站位。站时双足分开与肩同宽，双手叉腰进行深呼吸并做以下动作：前屈后伸、左右侧屈、左右旋转及左右回环。练功时尽可能加大动作幅度。前屈后伸颈部前屈：前屈使下颌和前胸壁相贴，然后恢复至平视位，再使颈部后伸至最大限度，反复4～6次（图4-2）。左右侧屈头部：向左侧屈至最大位后恢复平视位，再向右侧屈，左右交替，反复4～6次。左右旋转头部：向左旋转，达到最大限度后还原平视位，再向右旋转，左右交替，反复4～6次（图4-3）。左右回环头部：做顺时

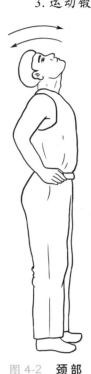

图4-2　颈部前屈后伸

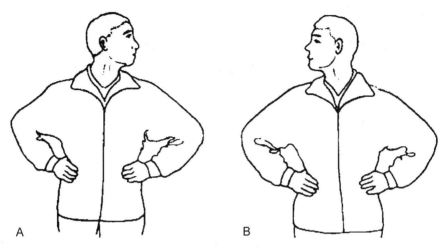

图 4-3 **颈椎旋转练习**
A. 向左旋转；B. 向右旋转

针方向或逆时针方向回环活动，回环幅度由小到大，小回环 3 次，最后做大回环顺逆方向各 1 次。

2. **肩部练功法** ①前伸练习，站立位，双手握拳放在腰间，用力将一上肢向前方伸直，用力收回，左右交替，反复多次（图 4-4）。弯腰划圈站立位，两足分开。腰部前屈位，患肢下垂，做顺时针和逆时针方向划圈，由小到大，由慢到快（图 4-5）。②外展练习，站立位，两足分开，屈肘，肩后伸，双手放于髋部，肩关节逐渐外展，肘关节要高于肩部，平于眉梢，最后双臂内收、伸肘至自然下垂（图 4-6）。

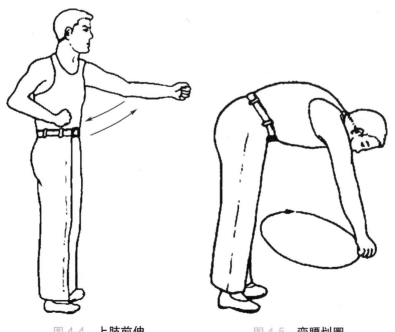

图 4-4 **上肢前伸**   图 4-5 **弯腰划圈**

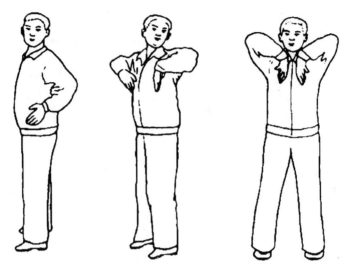

图 4-6　落肩外展练习

3. 上肢回环　站立位，两足分开与肩同宽，一手叉腰，另一手握拳，整个上肢做顺时针和逆时针方向划圈回环（图 4-7）。上举练习站立位，两足分开与肩同宽，患肢伸直外展，然后上举，尽可能举到顶点（图 4-8）。

以上只是颈肩部疾病一般的运动锻炼方法。不同疾病的具体运动锻炼，详见各病介绍。

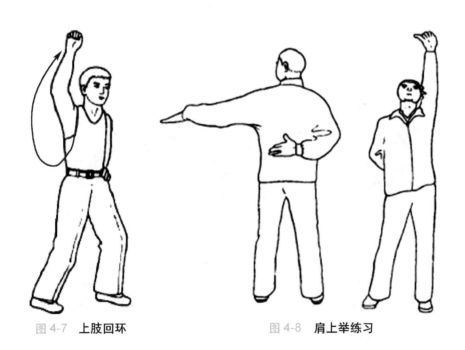

图 4-7　上肢回环　　　　　　　图 4-8　肩上举练习

第五节　非手术治疗

一、非手术治疗

目前报道 90%～95% 的颈椎病患者经过非手术治疗获得痊愈或缓解。非手术治疗目前主要是采用中医、西医、中西医结合及康复治疗等综合疗法，中医药治疗手段结合西药消炎镇痛、扩张血管、脱水消肿、营养神经等类药物。

（一）中医药辨证治疗

中医药辨证治疗：应以分型辨证用药为基本方法。

1. **颈型颈椎病**　宜疏风解表、散寒通络，常用桂枝加葛根汤（桂枝、芍药、甘草、生姜、大枣、葛根）或葛根汤（葛根、麻黄、桂枝、芍药、生姜、大枣、甘草），伴有咽喉炎症者加玄参、板蓝根、金银花等。

2. **神经根型颈椎病**

（1）以痛为主，偏寒凝瘀阻，宜祛瘀通络，常用身痛逐瘀汤（当归、川芎、没药、桃仁、羌活、红花、五灵脂、秦艽、香附、牛膝、地龙、炙甘草）；如偏湿热，宜清热利湿，用当归拈痛汤（当归、党参、苦参、苍术、白术、升麻、防己、羌活、葛根、知母、猪苓、茵陈、黄芩、泽泻、甘草、大枣），如伴有麻木，在上述方中加止痉散（蜈蚣、全蝎）。

（2）以麻木为主，伴有肌肉萎缩，取益气化瘀通络法，常用补阳还五汤（黄芪、当归、川芎、芍药、桃仁、红花、地龙）加蜈蚣、全蝎等。

3. **椎动脉型颈椎病**

（1）头晕伴头痛者，偏瘀血宜祛瘀通络、化湿平肝，常用血府逐瘀汤（当归、川芎、赤芍、生地黄、桃仁、红花、牛膝、柴胡、枳壳、桔梗、甘草）；偏痰湿，宜半夏白术天麻汤（半夏、白术、天麻、茯苓、陈皮、甘草、大枣）等。

（2）头晕头胀如裹，胁痛、口苦、失眠者，属胆胃不和、痰热内扰，宜理气化痰、清胆和胃，常用温胆汤（半夏、茯苓、陈皮、竹茹、枳实、甘草）。

（3）头晕神疲乏力、面少华色者，取益气和营化湿法，常用益气聪明汤（黄芪、党参、白芍、黄柏、升麻、葛根、蔓荆子、甘草）。

4. **脊髓型颈椎病**　肌张力增高，胸腹有束带感者取祛瘀通腑法，用复元活血汤（大黄、柴胡、红花、桃仁、当归、天花粉、穿山甲、炙甘草）。如下肢无力、肌肉萎缩者，取补中益气、调养脾肾法，用地黄饮子（附子、桂枝、肉苁蓉、山茱萸、熟地黄、巴戟天、石菖蒲、远志、石斛、茯苓、麦冬、五味子）合圣愈汤（黄芪、党参、当归、赤芍、川芎、熟地黄、柴胡）。

5. **交感型颈椎病**　交感型颈椎病症状较多，宜根据病情辨证施治。

（二）中药外治法

中药外治法是由行气散瘀、温经散寒、舒筋活络或清热解毒等不同作用的中药制成不同的剂型，应用在颈椎病患者的有关部位。颈椎病中药外治的常用治法有腾药、敷贴药、喷药等。

（三）推拿和正骨手法

推拿具有调整内脏功能、平衡阴阳、促进气血生成、活血祛瘀、促进组织代谢、解除肌肉紧张、理筋复位的作用。其基本手法有摩法、揉法、点法、按法与扳法。

特别强调的是，推拿必须由专业医务人员进行。颈椎病手法治疗宜柔和，切忌暴力。椎动脉型、脊髓型患者不宜施用后关节整复手法。难以除外椎管内肿瘤等病变者、椎管发育性狭窄者、有脊髓受压症状者、椎体及附件有骨性破坏者、后纵韧带骨化或颈椎畸形者，以及咽、喉、颈、枕部有急性炎症者及有明显神经官能症者和诊断不明的情况下，禁止使用任何推拿和正骨手法。

（四）针灸疗法

针灸疗法包括针法与灸法。针法就是用精制的金属针刺入人体的一定部位中，用适当的手法进行刺激，而灸法则是用艾条或艾炷点燃后熏烤穴位进行刺激，通过刺激来达到调整人体经络脏腑气血的功能和防治疾病的目的。

二、葛根二藤汤加减治疗椎动脉型颈椎病临床经验

椎动脉型颈椎病（CSA）是　种临床常见病，由于多种因素压迫刺激椎动脉导致椎-基底动脉缺血而产生一系列的症状，主要表现为眩晕、头痛、视物模糊、恶心、耳鸣甚至猝倒。随着生活节奏的加快及生活方式的改变，本病的发病率逐年增加，约占所有颈椎病患者的20%。

由于本病发病机制较为复杂，目前临床治疗该病尚无特效药物。西医多通过扩血管、改善微循环等治疗，但其药物的不良反应及疗效的不稳定限制了其临床应用。中医学认为本病病位在头窍及肝、脾、肾三脏，主要在肝，"风、痰、瘀、痹"是重要的致病因素，以"本虚标实"立论，从抑肝、补肾、祛痰、活血等方面治疗，标本兼治。临床研究发现，椎动脉型颈椎病发病机制主要有血液流变学障碍和血流动力学障碍，椎动脉及基底动脉较正常人血管管径变细、平均流速明显降低。治疗上多以非手术治疗为主，治疗方式不一，多种治疗方式联合的治疗方法较多见。评价标准多仅采用经颅多普勒（TCD）或椎动脉彩色多普勒血流显像（CDFI）评价，两者联合评价的临床研究较少。葛根二藤汤是山东省中医院名老中医曹贻训教授的经验方，该方由天麻钩藤饮合四物汤化裁而来，最早载于胡光慈《杂病论治新义》一书，以舒筋活络、补气养血为主，兼以祛风活血散瘀、补益肝肾。

全方组方如下：葛根18g，钩藤12g（后下），鸡血藤12g，黄芪15g，当归15g，赤芍12g，川芎12g，泽泻12g，丹参12g，鹿角胶12g（烊化），姜黄9g，天麻9g，地龙3g，全蝎3g，蜈蚣2条，木香9g，夜交藤6g，甘草6g。

中医学将椎动脉型颈椎病归为眩晕、颈痹、项强等病的范畴，认为本病的病因多因外邪、劳损伤颈，或"风、痰、瘀"阻络，影响气血津液运行输布，血滞为瘀，饮停为痰，脉络不通，清窍失养。痹病日久，或损及肝肾，致肝肾亏虚、水不涵木、阳亢于上、上扰头目；或耗伤气血，不能上荣而生眩晕。总结历代医家对本病的论述，多认为"本虚标实"是主要病机，病初以邪实为主，日久不愈，病邪由经络累及脏腑，造成气血亏虚、肝肾不足、髓海失养。"风、痰、瘀"为"标"，脉络失养、气血亏虚、肝肾不足为"本"。治疗上以舒筋活络、补气养血为主，兼以活血散瘀、祛风通络。方中葛根解肌升阳、平肝降压，既能缓解外邪郁阻、经气不利、筋脉失养所致的项背疼痛，又能升脾胃清阳之气；钩藤、天麻入肝经，长于平肝息风，风息则眩晕自止，为治疗眩晕、头痛之要药；鸡血藤、当归、黄芪补养气血，气血足则肾精化生有源，鸡血藤还能舒筋活络，去瘀血，流利经脉；丹参、赤芍、姜黄活血祛瘀，川芎活血行气，祛风止痛，能上行头目、引药上行，为"血中之气药"，加强丹参、赤芍祛瘀之功，气行则血行，血行则瘀不生；泽泻善泄浊阴，与葛根同用，一升一降，使清阳得升，浊阴得降；鹿角胶补肝肾益精血以充养脑髓；地龙、全蝎、蜈蚣平肝息风，又善入络搜风散邪、通络止痛；夜交藤祛风通络，又能交通心肾；木香畅通全身气机，甘草调和诸药。

全方从舒筋活络入手，扶正与祛邪并用，行气与补血并举，有升有降，共奏舒筋活络、补气养血、活血祛瘀、祛风通络之功。现代药理学研究发现，葛根能明显改善微循环障碍，增强微血管运动的振幅，提高局部微血管流量，血流加速。葛根的主要药用成分葛根素能显著改善全血黏度、血浆比黏度、红细胞聚集指数、纤维蛋白原定量，降低血液黏稠度。钩藤中含有的钩藤碱有明显抗血小板聚集和抗血栓形成的作用。当归不仅能抗血小板聚集，还能抗动脉粥样硬化。黄芪可以改善微循环，增加毛细血管的抵抗力，防止理化因素所致的毛细血管脆性和通透性增加。川芎提取物川芎嗪能扩张小动脉，增加微动脉口径，使血流速度增加，具有改善血液流变性、疏通微循环的作用。天麻的活性成分天麻素能显著改善血管的顺应性，降低外周阻力，扩张血管，并有温和的降压作用。丹参能改善血液流变学指标，改善红细胞变形性，降低血浆纤维蛋白原，抑制血小板聚集，扩张微血管。姜黄中的姜黄素等有效成分可显著抑制家兔血小板的聚集，并提高机体的耐缺氧能力。

第六节 手 术 治 疗

手术治疗主要是解除由于椎间盘突出、骨赘形成或韧带钙化所致的对脊髓或血管的严重压迫，以及重建颈椎的稳定性。脊髓型颈椎病一旦确诊，经非手术治疗无效且病情日益加重者应当积极手术治疗；神经根型颈椎病症状重、影响患者生活和工作，或者出现了肌肉运动障碍者，应考虑行手术治疗；非手术治疗无效或疗效不巩固、反复发作的其他各型颈椎病，应考虑行手术治疗。

一、适应证

脊髓型颈椎病的手术治疗是通过直接消除脊髓压迫，解决病变引起的病理生理改变。手术适应证：手部及上下肢功能难以满足日常活动需要，行动必须依赖行走支具，以及必须卧床或使用轮椅的患者。合并脊髓型病变的神经根型颈椎病，持续疼痛或影响功能均为手术适应证。影响术后恢复的最主要的因素是术前脊髓受累程度，如 Nurick 分级方法，而年龄、性别和症状出现时间长短则对预后影响较小。

二、手术入路

前路手术可以对椎间盘和骨赘引起的压迫进行直接减压。这种方法可以用于单节段或多节段病变（图 4-9）。单纯中央型椎间盘突出可以采用颈椎前路髓核摘除、椎间融合术。次全椎体切除、植骨融合术可以有效地治疗多节段病变，术后 80% 的患者疼痛缓解，90% 的患者神经功能恢复。该手术保留椎体后外侧壁，大部分椎体被切除。椎体切除时，两侧保留 3mm 的骨质，使环钻和椎动脉之间留有安全带。椎体切除后的缺损可以用自体或异体骨填充。最常使用的自体骨是髂骨和腓骨。取骨处并发症包括血肿、感染及神经损伤。现在多用填充自体碎骨的钛网。当麻醉医师牵引头部时，放入植骨块（或钛网）。钛板内固定可以增加植骨融合率。

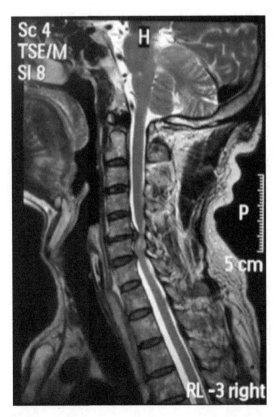

图 4-9　脊髓型颈椎病的矢状面 T_2 加权 MRI 图像。注意容纳脊髓的空间减小及由于退变导致的生理前凸减小

前路手术有以下几个优点：直接去除压迫；通过椎间固定稳定颈椎；矫正后凸畸形；非常好地缓解轴性颈痛。缺点：要求一定的手术技巧；术后需要佩戴颈托。此外，植骨块（或钛网）前后方比邻食管和脊髓，令医师担心骨块脱出或塌陷。因此，骨块应当放置于终板间中线位置，仔细处理终板，并形成一个后唇，以防止骨块向后方移位。

脊髓型颈椎病也可以采用后路减压手术。椎管成形术可以在保持后方附件完整的情况下扩大椎管，保持颈椎稳定性（图4-10）。它最适用于合并椎管狭窄的多节段单侧神经根型颈椎病，尤其是后纵韧带骨化。椎管成形术的禁忌证是侧位片上颈椎失去生理前凸或术前存在颈椎失稳。椎管成形术的优点是保留了脊髓的骨性保护结构，维持软组织稳定。

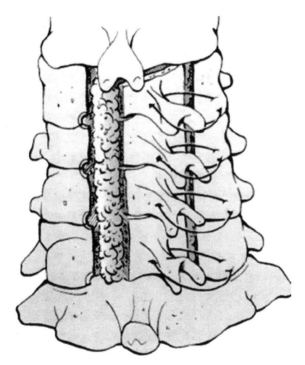

图4-10　**椎管成形术：采用将侧块与棘突缝合的开门技术使得椎管扩大**

椎板切除术是可供选择的治疗多节段压迫病变的手术方式。相对于颈前路手术和椎管成形术，椎板切除术对手术技巧要求较低。但是它要求脊柱具有稳定性，颈椎生理前曲存在。如果颈椎存在不稳（过伸、过屈位侧位片可以看出），就必须在椎板切除术基础上行后路内固定融合手术，避免术后出现继发性颈椎后凸畸形。椎板切除术更多地用于补救失败的椎管成形术，以及颈椎前部骨性强直的患者。后路手术的优点为活动度丧失较前路手术小，对手术技巧要求较低。缺点为手术目的是扩大椎管而不是直接减压，因此没有直接解决脊髓前方的病变。一个常被提及的椎板切除术的并发症是咬除过多关节突后导致的颈椎后凸畸形。因此，对于术前存在颈椎不稳或术中需要咬除很多关节突以达到减压效果的患者来说，推荐采用后路内固定以达到稳定（图4-11）。

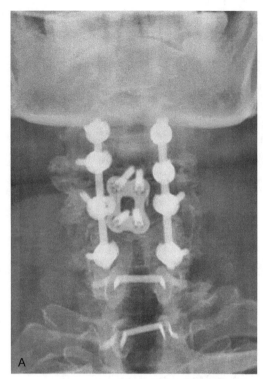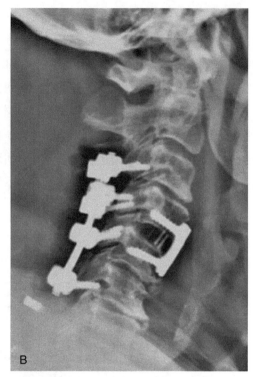

图 4-11　广泛减压椎板切除术后 X 线片，并使用后路内固定防止术后出现后凸畸形

A. 正位 X 线片；B. 侧位 X 线片

三、并发症

由于脊髓在椎管内缓冲余地较小，因此脊髓型颈椎病患者术中更容易出现神经损伤，而后路手术尤其是椎板切除术出现神经损伤的发生率更高。文献报道，5.5% 的脊髓型颈椎病患者术后出现神经功能恶化。这可能是由手术操作引起，如手术器械侵入椎管，但多数是由于术后出现迟发后凸畸形和血肿形成。神经根刺激症状通常与植骨块（或钛网）的并发症有关，如植骨块（或钛网）移位、塌陷。C_5 神经根最常受累，导致三角肌无力。术后 C_5 神经根功能障碍可能与以下原因有关。① C_5 神经根多位于减压的中央位置，因此受到更多的牵拉。② C_5 神经根比其他的神经根短。

取自体骨处的并发症最常见的包括疼痛、血肿、感染、腹部疝及股外侧皮神经（前路取骨会出现股部感觉异常）或臀上神经损伤（后路取骨）。12% ～ 14% 的患者在取髂骨术后会出现暂时性的剧痛，但 Depalma 报道 36% 的患者出现持续性的剧痛。

颈椎手术部位的感染很少见，尤其是前路手术（0.7% ～ 2.8%）。这可能与颈部血供丰富，以及显露时相对无创的组织剥离有关。术前 30 分钟给予预防性的抗生素，通常为二代头孢，在预防术后感染上具有显著作用。增加感染风险的因素有糖尿病、营养不良、免疫力低下、类风湿关节炎、恶性肿瘤、酗酒及口腔状况不良。

医源性神经根损伤很罕见，其发生率在所有前路手术中 < 2%。术中过度牵拉，术后

可能出现声音嘶哑，更严重则可能伤及喉返神经。喉返神经走行于颈右侧的气管食管沟内，为气管、食管所保护，在 C_6 ～ C_7 平面横行至左侧，锐性剥离或牵拉都会受到损伤。因此，许多医师都倾向于采用左侧入路。一过性的咽痛和吞咽困难常见于术后短期。食管撕裂是一种罕见的并发症，如果术中处理不当，它可能会成为致命的医源性损伤。它的临床表现为手术切口流出唾液或食物、吞咽困难或颈痛，并可迅速发展成败血症。食管镜可以诊断食管瘘。阳性检查还包括口服的水溶性造影剂进入手术区域。治疗方法为放置鼻饲管并立即再次手术。迟发性食管瘘常由内固定器械（钛板、螺钉）的放置过于凸出椎体表面而引起。淋巴系统的胸导管回流至躯体左侧的下腔静脉，低位并靠近外侧的左侧入路可能伤及胸导管。一旦胸导管受损，应当立即双重结扎。

在取自体骨块的时候，应当使用动力锯以避免骨刀取骨时导致植骨块（或钛网）发生微骨折。植骨块（或钛网）应准确地放置于椎体上下终板之间的中线上。终板须仔细处理，并形成一个后唇，以防止骨块向后方移位。植骨块（或钛网）应具有合适高度，过厚会导致骨块塌陷，而过薄则容易导致假关节形成。

临床上，椎间融合失败导致假关节形成并不常见，但与预后较差有紧密关系。假关节形成与融合节段数量直接相关：单节段融合假关节发生率为 5% ～ 10%；2 个节段发生率为 10% ～ 15%；3 个节段则为 20% ～ 30%。发生率的增加还与吸烟和使用异体骨移植物有关。术后 6 ～ 9 个月出现机械性颈痛可能表明有假关节形成。颈椎过伸过屈位侧位 X 线片可以确诊假关节形成，并能发现无症状的假关节。对于植骨块（或钛网）吸收并产生颈椎后凸畸形，翻修时推荐采用前路部分椎体切除、植骨、钛板内固定手术。术后颈椎部分融合但生理前凸仍存在的患者，可以行后路融合、椎间孔成术（如果存在神经根症状）以稳定颈椎结构。

必须严格掌握微创治疗（髓核溶解、经皮切吸、PLDD、射频消融等）的适应证。

第5章　颈椎椎管狭窄症

颈椎椎管狭窄症作为一个独立性疾患的历史并不长。于1984年在广西桂林由中华外科杂志和中华骨科杂志召开的全国首届颈椎病座谈会上，绝大多数学者都主张将此种发育性椎管狭窄视为颈椎病发病的主导因素之一。但随着大家对此问题的深入研究，至1992年在青岛举行的全国第二届颈椎病座谈会上，大家一致认为应将此种具有独立病因、病理特点、临床表现、诊断标准和治疗要求的症候群从颈椎病的病因中独立出来，列为一个新的、独立的疾病——颈椎椎管狭窄症。

第一节　概　　述

颈椎椎管因骨性或纤维性增生引起一个或多个平面管腔狭窄，导致脊髓血液循环障碍，脊髓压迫症者为颈椎椎管狭窄症。在脊柱椎管狭窄症中，颈椎椎管狭窄症的发生率仅次于腰椎椎管狭窄症。本病多见于中老年人。随着社会人口的老龄化和诊断技术的发展和认识水平的提高，颈椎椎管狭窄症将会逐渐增多。Mayfield指出颈椎椎管狭窄症是颈椎受压迫的前置因素，Crandall在行一组椎板切除术同时测量颈椎椎管的矢状径后发现，存在脊髓压迫症者其矢状径平均只有8～9mm。Rafael等强调先天性颈椎椎管狭窄在引起脊髓压迫症中的作用，虽然关于颈椎椎管狭窄是先天的还是继发的问题目前仍有争论，但一般认为，在中年以后发生的椎间盘退变、椎体增生、黄韧带增厚等因素引起的颈椎椎管直接或间接狭窄应属继发性病变。颈椎椎管狭窄症是以颈椎发育性椎管狭窄为其解剖特点、以颈髓压迫症为临床表现的颈椎疾病。发育性颈椎管狭窄并非一定属于临床上的颈椎椎管狭窄症。退行性变和损伤等因素是导致临床发病的主要诱因，因此有些颈椎椎管狭窄症患者同时伴有腰椎椎管狭窄症，个别病例伴有胸椎椎管狭窄症。

第二节　病因、病理及临床表现

一、病因与分类

（一）先天发育性颈椎椎管狭窄

颈椎在胚胎发生和发育过程中，由于某种因素造成椎弓发育过程，导致椎管矢状径小于正常的长度。在幼年时无症状，但随着发育过程和其内容物逐渐不相适应时，则出现狭窄症状。

（二）继发性颈椎椎管狭窄

1. 退变性椎管狭窄　是最常见的类型。中年以后，脊柱逐渐发生退变，其发生的早晚和程度与个体差异、职业、劳动强度、创伤等有关。其病因主要是颈椎间盘退变、椎体后缘骨质增生、黄韧带肥厚、椎板增厚、小关节肥大。这些因素可引起椎管内容积减小，导致脊髓受压。此时如果遭受创伤，即使轻微外伤引起椎管某个节段骨或纤维结构破坏，使椎管内缓冲间隙减小，而发生相应节段颈髓受压。

2. 医源性椎管狭窄　是由于手术后引起的椎管狭窄。主要原因包括：①手术创伤及出血引起椎管内瘢痕组织增生和粘连。②全椎板或半椎板切除后，瘢痕组织增生。③手术破坏了脊柱的稳定性，引起颈椎不稳，继发创伤性骨性和纤维结构增生。④脊柱融合术后，骨块突入椎管内。

3. 其他病变和创伤所致的继发性椎管狭窄　如颈椎病、颈椎间盘突出症、颈椎后纵韧带骨化症、颈椎肿瘤、结核、创伤等均可引起颈椎椎管狭窄。但这类疾病是独立性疾病，椎管狭窄只是其病理表现的一部分，故不宜诊断为颈椎椎管狭窄症。

二、病理

由于发育性、退变性或其他原因所致的颈椎管狭窄症，均可引起脊髓血液循环障碍，导致脊髓压迫。因此，引起颈椎管狭窄症的病理改变也是多方面的。

1. 椎弓根变短，引起椎管矢状径变小。在年幼时脊髓在其中尚能适应，但成年后，当出现轻度椎管退变或其他原因所致的颈椎轻微损伤等诱因，即可引起脊髓受压、出现症状。

2. 椎体后缘增生，后纵韧带骨化和椎间盘膨出、突出等均易造成脊髓前方受压，尤以仰伸时（图 5-1）为著。

3. 椎板增厚和黄韧带增厚松弛、硬膜外瘢痕等可引起脊髓后方受压（图 5-2）。

4. 小关节增生、肥大、向椎管内聚，可压迫脊髓侧后方。

上述病理改变可使构成颈椎管后壁、前壁和侧壁的骨性和纤维性结构，均存在不同程度的增生、肥大，向椎管内占位使椎管狭窄而压迫脊髓。在多椎节颈椎管狭窄症，每一椎节的不同部位，其狭窄程度不一致，往往呈蜂腰状压迫，多椎节连在一起则呈串珠状压痕。

三、临床表现

（一）症状

颈椎椎管狭窄症多见于中老年人，好发部位为下颈椎，其中 $C_4 \sim C_6$ 水平最为多见。

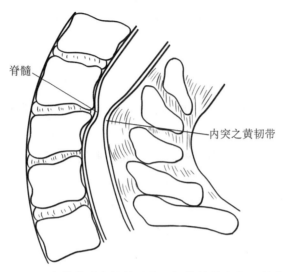

脊髓

内突之黄韧带

图 5-1　在椎管狭窄的基础上，如椎管前方有骨刺或髓核突出，则脊髓更易受累，尤以仰伸时为甚

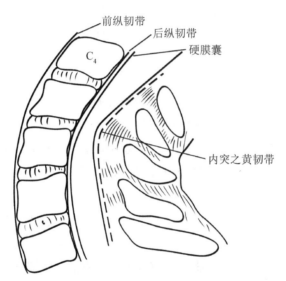

前纵韧带

后纵韧带

硬膜囊

C_4

内突之黄韧带

图 5-2　颈椎管狭窄，如黄韧带松弛后肥厚，后伸时压迫脊髓

颈椎椎管狭窄症发病较缓慢，大多数患者始发，其症状为四肢麻木、无力、发凉、僵硬不灵活、足落地似踩棉感。四肢可同时发病，也可一侧肢体先出现症状，然后累及另一侧肢体，但大多数患者双上肢症状出现早于下肢。其表现为双手麻木、握力差、持物易坠落，较重者站立及步态不稳，需挂双拐或扶墙行走，严重者可出现四肢瘫痪，可有"束腰"或"束胸"感，严重者可出现呼吸困难，大小便失禁一般出现较晚，多为大小便无力。患者一旦发病，多呈进行性加重，但病情发展速度快慢不一。

（二）体征

多数患者呈痉挛步态，行走缓慢不稳。颈椎多无压痛，颈部活动受限不明显。四肢及躯干感觉减退或消失，肌力减弱，肌张力增加，上下肢腱反射亢进，霍夫曼征阳性，严重者可存在髌阵挛、踝阵挛及巴宾斯基征阳性。

第三节　诊断与鉴别诊断

一、影像学检查

（一）X 线检查

在 X 线片上分别测量椎体和椎管的矢状径，对判断是否存在颈椎管狭窄具有重要价值。

颈椎椎管矢状径 / 颈椎椎体矢状径比值应在 0.75 以上，低于 0.75 者则为发育性颈椎管狭窄。

比较正常成人与有颈椎病的颈椎椎管矢状径，发现正常者 C_1 椎管的矢状径平均为 20mm（18 ～ 23mm），C_4 为 17mm（12 ～ 22mm），C_7 为 16mm（11 ～ 18mm），提示由上而下矢状径逐渐减小，最狭窄处为 C_5 ～ C_6；根据国内统计，在颈椎侧位 X 线片上，中国人颈椎矢状径以 13mm 为临界值，＞ 13mm 为正常，＜ 13mm 为椎管狭窄，由于椎体后缘不平直，椎体上下缘有突起，故测量的位置不同可有一定的差异。因此，其测量数值仅只能作为参考。

除椎管测量外，X 线片还可观察到以下改变。①颈椎生理前屈减小或消失。②椎间隙变窄，提示椎间盘退变，是引起退变性椎管狭窄的重要因素。③椎体后缘骨质增生，可以呈广泛性，也可为 1 ～ 2 个节段。④椎弓根短而厚及内聚。

这些 X 线片表现对颈椎椎管狭窄症的诊断均有一定的意义。

（二）CT 检查

CT 可清晰显示颈椎管狭窄程度及其改变。如椎体后缘增生、后纵韧带骨化、椎弓根变短、椎板增厚、黄韧带增厚等可使椎管矢状径变小。

（三）MRI 检查

MRI 可显示颈椎的三维结构，了解颈椎管内外的解剖结构情况，对确定椎管的矢径、椎体后缘骨质增生、椎间盘退变程度及局部炎症情况等可提供准确的依据。但其不能清晰显示椎体、椎板骨皮质及骨化的韧带，本病的主要 MRI 改变为以下几点。

1. 椎管均匀性狭窄，构成椎管结构除退行性变化外，几乎无颈髓局限性受压存在，这种变化在 MRI 上无法显示狭窄椎管与脊髓病变的关系。

2. 黄韧带退变增厚，形成皱褶并突入椎管，在多节段受累时，可见搓板状影像。

3. 椎间盘突出伴骨赘形成，单一节段受累者呈半月状、多节段受累时为花边状影像。黄韧带皱褶和椎间盘突出并压迫硬膜和脊髓，导致狭窄的椎管在某些节段形成前后嵌夹式狭窄，呈现蜂腰状或串珠状改变。

二、诊断

（一）一般特点

患者多为中老年以上，无明显诱因，逐渐出现四肢麻木、无力、步态不稳等脊髓受压症状，呈慢性进行性加重。

（二）检查

查体见患者呈痉挛步态，行走缓慢，四肢及躯干感觉减退或消失，肌力减退，肌张力增加，四肢腱反射亢进，霍夫曼征阳性，严重者存在踝阵挛及 Babinski 征阳性。

（三）X 线和 CT

X 线片和 CT 片显示颈椎管矢状径小于 12mm，椎管与椎体的比值小于 0.75。椎弓根变短，关节突增生、肥大突入椎管内。

（四）椎管造影

椎管造影示完全或不完全梗阻，不完全性梗阻者呈节段性狭窄改变。

（五）MRI 检查

MRI 检查显示椎管矢状径变窄，脊髓呈蜂腰状或串珠样改变。

根据以上依据，诊断多无困难。在大多数情况下，仅根据前 3 项即可做出明确诊断。

三、鉴别诊断

（一）脊髓型颈椎病

脊髓型颈椎病是颈椎间盘退变或骨赘引起的脊髓压迫症状，好发于 40 ～ 60 岁，常为多节段性病变，以侵犯锥体束为主，表现为手足无力、下肢发紧、步态不稳、手握力差、持物易坠落，有时感四肢麻木，足落地似踩棉感，重症者行走困难，大小便失禁，甚至四肢瘫痪。对与颈椎管狭窄症难以鉴别者，行 MRI 检查多能做出诊断。

（二）颈椎后纵韧带骨化症

在颈椎侧位 X 线片上可见椎体后有钙化阴影，呈长条状，CT 片上可见椎体后方有骨化块，脊髓压迫症状常较严重。

（三）椎管内肿瘤

临床上往往鉴别有困难，X 线片可有椎弓根变薄、距离增宽、椎间孔增大等椎管内占位征象；造影检查可见杯口状改变，脑脊液蛋白含量增加。MRI 检查对鉴别诊断很有帮助。

（四）脊髓空洞症

脊髓空洞症多见于老年人，病情缓慢，有明显感觉分离，MRI 检查可见颈髓呈囊性变，中央管扩大。

第四节　治疗原则

本病以手术疗法为主；除非是在症状较轻的早期，否则难以改变本病的病理解剖基础。

（一）非手术疗法

非手术疗法主要用于早期阶段及手术疗法前后，以颈部保护为主，辅以药物及一般对症措施。牵引疗法适用于伴有颈椎间盘突出及颈椎节段性不稳病例。推拿疗法对此种病例应视为禁忌证。平日应注意颈部体位，不可过伸，更不宜长时间或突然曲颈，尤其在有骨刺的情况下。

（二）手术疗法

对于严重椎管狭窄者，尤其是已影响正常生活及日常工作的病例，应及早手术。

第6章 急性颈椎间盘突出症

第一节 病因及临床表现

急性颈椎间盘突出症是指有轻重不等的颈部外伤史，影像学检查证实有椎间盘破裂或突出，而无颈椎骨折、脱位，并存在相应的临床表现。本病并不少见，但以前较难发现。随着现代医学影像学技术的进步和应用，尤其自MRI问世以来，本病的发现率日趋增多。

一、病因及发病机制

急性颈椎间盘突出症的发病与颈部损伤和椎间盘发生退行性变有关。Boyd认为，椎间盘是人体各组织中最早和最易随年龄而发生退行性改变的组织，由于年龄的增长，髓核失去一部分水分及其原有的弹性，致使椎间盘发生退变。在颈椎间盘存在退行性变的情况下，受轻微外伤（如平地跌倒、颈后伸动作或颈部扭伤）后引起发病。颈椎过伸性损伤，可引起近侧椎体向后移位。屈曲性损伤可使双侧小关节脱位或半脱位。结果使椎间盘后方张力增加，导致纤维环和后纵韧带破裂，髓核突出。由于齿状韧带的作用，颈脊髓较固定，当外力致椎间盘纤维环和后纵韧带破裂，髓核突出而易引起颈髓受压。颈椎后外侧的纤维环和后纵韧带较薄弱，颈部神经根在椎间盘水平呈横向走行进入椎间孔，即使突出的椎间盘很少，也可引起神经根受压。一般认为，本病的发生机制是在椎间盘发生一定退行性变的基础上，受到一定的外力作用后，使纤维环和后纵韧带破裂，髓核突出而引起颈髓或神经根受压的临床改变。

二、临床表现

急性颈椎间盘突出症急性起病，大多数病例有明显的头颈部外伤史，有的损伤较轻微，甚至因睡醒后伸懒腰而引起发病。其临床表现主要视压迫的部位和程度而定。临床上，本病可分为侧方型和中央型两类。

（一）侧方型

本型以根性痛为主。主要症状为颈痛，活动受限，犹如"落枕"，疼痛可放射至肩部或枕部，一侧上肢有疼痛、麻木感，但很少两侧同时发生。查体可见头颈部常处于僵直位，下颈椎棘突及肩胛区有压痛。如头向后并侧向患侧，头顶加压可引起颈肩痛，并向手部放射。牵拉患侧上肢可引起疼痛。感觉障碍因椎间盘突出平面不同而表现各异。

（二）中央型

本型以颈脊髓受压为主要表现。以往认为此型突出较少见，随着诊断技术的发展，特别是 MRI 问世之后，中央型颈椎间盘突出症已不再少见，当颈椎间盘中央突出后，因脊髓受压，可出现四肢不完全性或完全性瘫痪，大小便异常，四肢腱反射充进，病理反射阳性，感觉减退或消失按突出平面的高低而定。

第二节　诊断及鉴别诊断

一、影像学检查

（一）X 线检查

X 线检查可见颈椎生理前凸减小或消失。在年轻病例或急性外伤性突出者，其椎间隙可无明显异常，而年龄较大者，受累椎间隙可见不同程度的退行性改变，急性过伸性损伤所致的椎间盘突出，可见椎前软组织阴影增厚，大多数病例在颈椎动力片上可见受累节段失稳。

（二）CT 检查

CT 检查对本病诊断有一定帮助。但在常规 CT 片上，往往不能确诊。近年来，不少学者主张采用脊髓造影加强 CT（CTM）诊断颈椎间盘突出症，并认为 CTM 对诊断侧方型椎间盘突出的价值明显大于 MRI。

（三）MRI 检查

MRI 检查对颈椎间盘突出症的诊断准确率大大高于 CT 和 CTM。MRI 可直接显示颈椎间盘突出的部位、类型及颈髓和神经根的受损程度，为颈椎间盘突出症的诊断、鉴别诊断、治疗方法选择及预后判断提供可靠的依据。在 MRI 上，颈椎间盘突出症可分为两种类型。

1. **中央型**　椎间盘从其后方中央部位突出压迫颈髓，可见椎间盘从受累椎间隙水平呈团块状突出，压迫颈髓前方的中央部位。受压颈髓局部弯曲、变扁或呈凹陷状向后方移位，并出现异常信号，其中以信号增强为主。

2. **侧方型**　椎间盘从后外侧突出，压迫神经根和颈髓侧方，可见椎间盘呈块状或碎片状突出。颈髓的前外侧受压变形，向后方和健侧移位，局部信号增强，神经根部向后外侧移位或消失。

二、诊断与鉴别诊断

根据临床表现和影像学检查结果，本病诊断多无困难。其诊断依据：①有明显的头颈部外伤史；②急性起病，发病前无症状，起病后出现颈髓或神经根受压的临床表现；③ MRI 或 CTM 证实椎间盘突出，压迫颈髓或神经根，中央型突出者以脊髓受压为主要临床表现，MRI 显示椎间盘突出，压迫脊髓。侧方型者以根性痛为主要临床表现，MRI 或 CTM 上可见椎间盘突出位于椎管的前外侧，神经根和部分脊髓受压。

本病应注意与脊髓型和神经根型颈椎病及颈椎椎管内肿瘤等相鉴别。

第三节　治　疗

本病以非手术疗法为主。如出现脊髓压迫症状，应尽早施行手术。

（一）非手术疗法

1. 颈部牵引　可采取坐位或卧位，用四头带（Glisson 带）牵引。重量开始不宜太大，一般用 2.0 ～ 3.0kg，以后逐渐增至 4.0 ～ 5.0kg，牵引时间为 1 ～ 2 小时，每天 2 次，两周为 1 个疗程。在牵引过程中如有不良反应或不适反应，应暂停牵引。牵引只适用于侧方型颈椎间盘突出症，对中央型颈椎间盘突出症，可能会加重病情，应慎重。

2. 围领保护　用一般简易围领保护可限制颈部过度活动，增加颈部的支撑作用和减轻椎间隙内压力，对颈部牵引后症状缓解的患者，应用围领保护，有利于病情恢复。

3. 理疗和按摩　在常用的理疗方法中，蜡疗和醋离子透入法疗效较好，对轻型病例可选择应用。按摩或推拿对一部分病例有效，但可能加重症状，甚至发生瘫痪，应慎用。

4. 药物治疗　可适当应用消炎镇痛药物，如扶他林、芬必得等，对缓解病情有一定作用。

（二）手术疗法

对经非手术治疗无效，出现明显的神经根或脊髓压迫症状者，应及时行手术治疗，手术以颈前路减压、摘除突出椎间盘，并做椎体间植骨融合术为首选。对多节段受累伴椎管狭窄或后纵韧带骨化者，可选择颈后路减压术。

第 7 章　颈椎后纵韧带骨化

第一节　概　　述

后纵韧带骨化（ossification of the posterior longitudinal ligament，OPLL）是一种原因未明的病理现象，其在组织病理学上表现为脊椎后纵韧带的异常增厚及骨组织形成，在放射学影像上则表现为位于椎体或椎间隙后方的条索状或斑块状高密度区，这种改变发生于颈椎者最为多见，胸椎及腰椎部位虽也有发生，但相对较少，且具不同的病理和临床特点，本重内不作论述。

后纵韧带骨化受累者并非全都出现临床症状，其中多数可能终身未被发现或于体检中偶然发现，然而有少数患者，后纵韧带骨化确实可引起严重的脊髓病和神经根病。虽然早在 1839 年 Key 就报道过由后纵韧带骨化造成的压迫性颈脊髓病，但人类对后纵韧带骨化比较系统和深入的研究实际上开始于 20 世纪 50 年代末及 60 年代初。1960 年 Tsukimoto 根据尸体解剖所见对后纵韧带骨化进行了描述，Suzuki（1961）、Koizvim（1962）、Yokoi（1963）、Kainbara（1964）、Onji（1967）等相继对后纵韧带骨化进行报道或发表临床病例总结，随后，有关论著不断增多。在我国，北京大学第三医院骨科于 1980 年发表后纵韧带骨化的临床报道，此后国内陆续有少量报道。

发生率与发病率

后纵韧带骨化在世界各国及各地区发生率相差颇为悬殊，美国 Mayo Clinic 统计的后纵韧带骨化发生率为 0.2%，而在日本及部分东亚地区的发生率据报道为 2%。因后纵韧带骨化在日本发生甚多，故曾有"日本人病"之称。一般认为此病理现象多见于黄种人，尤其是亚洲地区的黄种人，而少见于其他地区和其他人种，但并不尽然，近年来发生于白种人的后纵韧带骨化也时有报道。有学者对意大利某骨科研究院的 1258 份 X 线片进行复习后宣称，其中 1.83% 可发现后纵韧带骨化的存在，这一数字竟接近日本及部分东亚地区发生率的统计结果。

目前，国内尚无全国性后纵韧带骨化发生情况的普查资料，北京大学第三医院骨科对 36 份门诊及住院患者颈椎 X 线片进行观察，检出 20 例后纵韧带骨化，占 0.54%，而 1990 年对北京地区近 500 个正常人做颈椎放射学调查，未发现 1 例后纵韧带骨化。

不同性别及不同年龄组，后纵韧带骨化的发生情况也相差很多。据国内资料，后纵韧带骨化的男女发生率之比为 4 : 1，即男性远多于女性，发生人群中，40 岁以下者所占比例较小，而 50 岁以上者明显增多。这些情况与国外报道相似。

必须指出，上述提及的后纵韧带骨化发生率与其发病率为两个并不等同的概念，前者远高于后者，这是因为无症状的后纵韧带骨化，即所谓的"哑型后纵韧带骨化"为数甚多，日本某一地区的有关调查结果显示，60 ～ 70 岁人群中，11% 存在放射学影像可见的后纵韧带骨化，而其中大多数并无自觉临床症状。鉴于此种情况，应在临床上将后纵韧带骨化与后纵韧带骨化症做区分，因前者仅为放射学所见，可存在于正常人群，无须特殊处理，而后者则已构成脊髓或神经根的病损，需要做相应治疗。

第二节　病因、发病机制与分型

一、病因

关于后纵韧带骨化的发生与发病原因各家说法不同，尚无十分统一的认识。有学者在研究中发现后纵韧带骨化患者小肠钙的吸收减少，据此认为后纵韧带骨化的发生与代谢有关；也有学者对后纵韧带骨化患者的家族史进行调查，提出后纵韧带骨化发生为常染色体显性遗传的可能性；还有学者认为后纵韧带骨化的形成与饮食习惯有关，较多进食植物蛋白质者易患后纵韧带骨化，氟注射引起动物体发生后纵韧带骨化的实验结果则提示氟与后纵韧带骨化的相关性。

然而，综合大量实验研究与临床观察的结果，后纵韧带骨化的发生可能与下列两种因素的关系更为密切。

1. 全身内分泌因素　糖尿病、肢端肥大症、甲状腺功能低下等均与后纵韧带骨化有明显相关性。以糖尿病为例，后纵韧带骨化患者中有糖尿病者屡屡可见，而糖尿病患者中据观察有 16% 存在后纵韧带骨化。当然，糖尿病与后纵韧带骨化间互为因果关系，还是两者均与某一发生因素相联系，尚未明了。

2. 局部创伤因素　后纵韧带骨化往往与颈椎间盘或椎间关节退变合并存在，同样值得注意的是为数不少的后纵韧带骨化患者曾经有过颈部外伤史。一般认为在颈椎退变的情形下，后纵韧带附着部应力发生变化，使其易于在此部位发生创伤及变性，从而引起骨化。

二、发生及发病机制

后纵韧带分为浅、深两层，其中央部借纤维组织与椎体和椎间盘连续相接，而两侧部仅与椎体上、下缘相连。后纵韧带骨化通常开始于后纵韧带与椎体纤维性连接的部位，这很可能与此部位颈椎运动应力集中有关。有学者在实验中观察到，在颈椎不稳并伴性激素失衡的动物，其后纵韧带附着于椎体的部位会出现软骨细胞且发展较快，血清磷明显下降，据此提出：后纵韧带骨化的形成可能是由于性激素失衡而使后纵韧带变得薄弱，在颈椎不稳的因素合并存在时，后纵韧带会发生反复的慢性轻微损伤，从而导致局部反应性和再整合性的组织变化，最终形成骨化。临床上确实常可见到在不完全性后纵韧带骨化患者的颈椎 X 线片骨化区相邻部位的椎间不稳现象相当普遍，而当这些部位也出现骨化后，颈椎则变得相对稳定，或许能够这样推测：全身内分泌紊乱（包括性激素失衡）可以弱化后纵韧带及颈椎的其他纤维组织，从而造成颈椎的节段间不稳定，由这种不稳定所引起的后纵韧带附着部位应力增加是促成后纵韧带骨化的主要因素，后纵韧带骨化形成过程则是人体对抗颈椎不稳的一种代偿机制。不幸的是，在骨化形成过程中，非骨化部位所出现的更显著的不稳及骨化形成后肥厚骨化块对椎管内空间的侵占都具有造成脊髓或神经根损伤的倾向，值得注意的是，人体其他部位关节也常因各种原因而出现不稳，但其所附着之纤维韧带组织却很少形成骨化，提示后纵韧带易于骨化可能还具有其独特的组织学基础。后纵韧带骨化造成脊髓或神经根损伤可能是通过下述 3 种形式形成的。

（一）挤压

异常增厚的后纵韧带骨化块无疑会对脊髓或神经根构成压迫。然而，在后纵韧带骨化患者，椎管矢状径被侵占达 50% 以上而未出现神经功能障碍者临床上并不少见，可见脊髓对于缓慢发展的外部压迫具有很好的耐受性，不过，在严重后纵韧带骨化的情形下，骨化块的挤压已使脊髓的耐受力接近极限，此时脊髓处于显著缺血状态，使得任何微小的颈部外伤都可造成脊髓的明显损伤，常与后纵韧带骨化合并存在的颈椎间盘突出，往往也是造成脊髓损伤的重要因素。

（二）折顶

在骨化区邻接处的椎间关节处于不稳定状态，当颈椎做前屈运动时，两骨化带尖端向后方成角，可能会撞击正向前方移动的脊髓，使其受伤。

（三）挫磨

骨化后纵韧带的表面坚硬而粗糙，并且呈凹凸不平状，随颈椎屈伸活动，硬膜囊及脊髓与骨化块表面不断相互挫磨，势必会产生组织结构的损害。

三、放射学所见及分型

后纵韧带骨化在颈椎侧位 X 线片上表现为椎体和（或）椎间隙后方的高密度条索状或斑块状影像。这种变化在早期有时难以在 X 线片上被发现，借助 X 线体层技术或 CT 可提高其显像率。根据后纵韧带骨化在颈椎侧位 X 线片的形态特征，一般将其分为 4 种类型（图 7-1）：①连续型（continous type）：骨化范围跨越若干椎体及椎间隙，呈一长条索状影。此型约占 27.3%；②节段型（segmental type）：骨化位于若干椎体后方，而于椎间隙水平中断。此型约占 39%；③局灶型（localized type）：骨化位于某一椎间隙后方，呈孤立斑块状。此型占 5% ~ 7%；④混合型（mixed type）：连续型与节段型骨化合并存在于同一颈椎侧位 X 线片。此型约占 29.2%。C_4 ~ C_6 是后纵韧带骨化最多累及的节段，同时也常常为骨化最厚的部位，平均受累的椎体数据统计为 3.1 节。

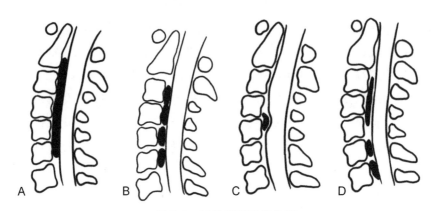

图 7-1　**后纵韧带骨化类型**
A. 连续型；B. 节段型；C. 局灶型；D. 混合型

CT 在显示后纵韧带骨化方面较普通 X 线片更敏感并且还能更精确地显示骨化块的厚度、形状及椎管狭窄的程度，有学者根据 CT 图像上的椎管最狭窄水平骨化块的形态将后纵韧带骨化分为方型（squate type）、蘑菇型（mushroom type）和小山型（hill type），即所谓后纵韧带骨化的 CT 分型。

四、病理改变及组织病理学分型

后纵韧带骨化块中大部分为板层骨，并可见纤维软骨及钙化的软骨，软骨内死骨可能在后纵韧带骨化形成中起重要作用。必须指出，在后纵韧带的不同区域或节段，骨化程度不尽一致，甚至差别很大，有的部位可能已完全骨化，而有的部位尚未骨化或刚刚出现软骨细胞，鉴于此种情况，后纵韧带骨化在组织病理学形态上至少应分为成熟型和未成熟型两类。明确这两种病理类型的存在及其差异将有助于把后纵韧带骨化作为一个连续发展的病理过程来加以认识和研究，同时也有助于对后纵韧带骨化进行客观的临床评价及采取正确的治疗方针。

尸解后病理结果显示，后纵韧带骨化发生部位脊髓于前方明显受压，神经组织总量减少，其中灰质较白质损害更重，损害最严重部位可见坏死灶或空腔形成。这些损害往往是从灰质的中央部分向后索的腹侧部扩展。脊髓前角细胞的数量及体积均下降。白质内多出现广泛的脱髓鞘改变。以上这些病变可能源于脊髓缺血或脊髓内脊髓前动脉及后动脉分支区域静脉的阻滞。

第三节　临床表现与诊断

一、临床表现

后纵韧带骨化可不伴任何症状。有症状者，即后纵韧带骨化症，在早期仅表现为颈部疼痛及轻度活动受限。在不完全性或称未成熟型后纵韧带骨化，由于骨化区相邻的椎间关节出现不稳，也可能引起头晕、恶心、心慌及呈非神经根性分布的头面部或肢体的感觉障碍等交感神经刺激症状。随骨化块不断增大变厚，颈椎管逐渐变窄，脊髓及神经根会受到愈来愈严重的挤压，脊髓缺血情况加重，从而引起神经功能的损害，典型者呈现慢性进行性痉挛及四肢瘫痪的症状与体征，表现为四肢麻木、无力，手指笨拙，步态痉挛致步态不稳，胸腹部呈束带样感觉，括约肌功能障碍等。体检可见四肢肌张力增高，肌腱反射亢进，病理征呈阳性及浅、深感觉减退或消失等；如果脊髓与神经根或脊髓前角细胞均受到损害，也可表现上肢反射减弱而下肢反射亢进的体征。具有发育性颈椎管狭窄或存在椎间不稳及椎间盘突出者，上述症状与体征可出现更早、进展更快。此外，颈部外伤在后纵韧带骨化发病中也是一个重要因素，约有 20% 的患者是在轻度颈部外伤，如滑倒后，突然出现脊髓损伤症状或原有神经功能障碍显著加重，甚至出现急性四肢瘫痪。据统计，后纵韧带骨化患者最初出现临床症状的平均年龄男性为 51.2 岁，女性为 48.9 岁。

二、诊断

后纵韧带骨化症在临床表现上与颈椎病或引起颈脊髓及神经根压迫的其他疾病难以区分，往往需要借助影像学检查技术来确定诊断。

(一) X 线检查

对于怀疑有后纵韧带骨化者，应常规拍摄颈椎侧位 X 线片，连续型及混合型后纵韧带骨化大多能于普通 X 线片上得到显示，而节段型及局灶型者有时却容易漏诊。已明确后纵韧带骨化诊断者，还应加拍颈椎侧位屈曲及伸展位 X 线片，以便观察颈椎椎间关节的稳定性，了解骨化区邻近的椎间隙水平有无椎体超出正常范围的前后滑移。另外，胸及腰椎有时可与颈椎部位同时发生后纵韧带骨化，必要时也应做相应的 X 线检查，尤其是当下颈椎部位存在后纵韧带骨化时。

(二) 体层及 CT 平扫

颈椎侧位 X 线体层片能更加敏感地显示骨化块的范围及轮廓，在 X 线片怀疑有后纵韧带骨化而观察不清时，更当采用此项检查技术。CT 造影剂增强显影对于明确颈椎管水平断面骨化的形态及厚度甚为有用。对于某些尚不很成熟的骨化，X 线片可能观察不清，而 CT 却多能显示。对于由于肩带阴影遮挡而使下部颈椎结构难以在 X 线片上辨清时，CT 则更显重要。除此而外，CT 还能显示合并存在的黄韧带骨化（ossification of ligamentum flavum，OLF）。有学者报道黄韧带骨化在后纵韧带骨化患者中的发生率为13%，两者合并存在往往使脊髓功能丧失更为严重。

（三）脊髓造影及 CTM

采用水溶性非离子性对比剂进行脊髓造影，能显示严重后纵韧带骨化所造成的椎管梗阻或部分梗阻，对于合并存在的椎间盘突出，也能显示其对硬膜囊压迫所形成的切迹。但当后纵韧带骨化块增厚不显著时，可能见不到椎管梗阻的影像，此时如配合行 CTM，则易于诊断明确，CTM 与 CT 平扫相比，除同样能显示后纵韧带骨化在椎管水平断面的形态与大小外，还能清晰显示骨化块对硬膜囊压迫的程度及脊髓受压后的形态。鉴于脊髓造影后数小时内，残存于蛛网膜下腔的对比剂仍能在 CTM 时显影，故宜将脊髓造影与 CTM 安排在同一次检查中分先后顺序完成，此两项放射学彩像技术的相互结合具有非常重要的临床诊断意义。

（四）MRI

后纵韧带骨化在 MRI 图像上为低信号区，骨化块的存在仅能依据椎体后缘与硬膜囊之间低信号区的异常增宽来推测，而不像 CT 那样可以直接观察到骨化后形成的高密度影。与 CT 相比，MRI 在后纵韧带骨化的诊断方面显然逊色得多，然而 MRI 能清晰显示脊髓形态及脊髓本身的某些病理改变，这一优势是其他影像学技术所难以比拟的。因此，如能与 X 线片及 CT 配合应用，MRI 仍不失为后纵韧带骨化诊断中一项很有价值的检查技术，对于因颈部外伤而致截瘫的后纵韧带骨化患者，MRI 在显示脊髓损害状况方面尤具其独到之处。

（五）电生理检查

运动及感觉神经传导的检测方法，如诱发电位等，尚未对诊断后纵韧带骨化所致脊髓病的诊断起到重要的临床作用，但近年来，有学者进行此方面的探讨与研究。也有学者采用诱发电位技术在手术中对后纵韧带骨化患者进行脊髓功能监测，获得初步经验。

三、鉴别诊断

（一）其他原因引起的颈椎韧带骨化

强直性脊柱炎、弥漫性特发性椎骨肥厚症等均可引起颈椎后纵韧带的骨化，但上述病症往往合并存在其他部位的骨结构改变，在临床上也各具特点，对患者详细的病史询问、体格检查及做有关的放射学检查或化验检查都有助于鉴别诊断。

（二）颈椎病

后纵韧带骨化症与颈椎病在临床症状及体征方面难以鉴别，行放射影像学检查是确定诊断的主要方法，值得注意的是，后纵韧带骨化多与颈椎或颈椎间盘的退变同时存在，在这种情况下宜根据影像学图像上所显示的造成脊髓压迫并引起相应症状的最主要因素来确定诊断。

（三）其他

椎管内占位病变、脊髓空洞症、肌萎缩性侧索硬化等均可造成与后纵韧带骨化症相类似的脊髓病损症状，但认真分析这些疾病各自的临床特征并进行适当的影像学检查，一般并不难加以区分。

第四节 治 疗

（一）非手术治疗

非手术治疗适用于轻症患者，即 JOA 评分超过 13 分者，这类患者一般仅具有颈部疼痛或轻微神经根或脊髓受损症状，某些症状虽较重（JOA 评分＜ 12 分）但因手术禁忌证不能耐受手术者也可划入非手术治疗之列。

非手术治疗旨在保护和固定颈椎，使骨化区以外出现不稳定的椎间关节变为逐步稳定，从而消除由椎间不稳而产生的局部运动刺激因素。可选用的方法包括：①卧床休息或轻重量枕颌带牵引；②颈椎围领或颈椎托架保护；③ Halo 头胸支架固定（适用于其他制动方式不能奏效或因禁忌证不能耐受手术的较重症患者）。此外，非甾体类抗炎镇痛药物，某些中药制剂也可用以消除疼痛症状，在因椎间关节不稳定而引起交感神经刺激症状者，颈部硬膜外封闭常能较好地缓解症状。

对轻症后纵韧带骨化患者非手术治疗后 5 年的随访结果显示：无症状加重者占54.8%，症状有所改善者占 26.7%，症状加重者为 18.5%，而重症后纵韧带骨化患者经非手术治疗后几乎均无效果。

手法按摩不宜用作后纵韧带骨化症的非手术治疗方法，临床上可见因按摩手法不当所致后纵韧带骨化患者症状加重的例子，按摩造成高位截瘫甚至死亡的病例也非属罕见。鉴于此种情况，手法按摩应视为后纵韧带骨化症治疗的禁忌证。

（二）手术治疗

中度或重度脊髓损害，即 JOA 评分＜ 12 分，为后纵韧带骨化患者手术治疗的指征，对于存在发育性颈椎管狭窄的年轻患者及因神经根病致上肢疼痛难以忍受的患者，此手术指征可进一步放宽，手术治疗的目的主要是为了解除脊髓或神经根的压迫及稳定病变颈椎的椎间关节。

现用于后纵韧带骨化症治疗的手术方法种类繁多，但以手术途径划分，通常为前侧径路，后侧径路及前后联合径路 3 类，各类方法均有其优劣之处及适用范围，采用时须根据患者具体情况加以选择。

第8章 颈椎病康复、护理与预防

（一）康复治疗

颈椎病"围术期"的康复治疗，有利于巩固手术疗效，弥补手术之不足，以及缓解手术所带来的局部和全身创伤，从而达到恢复患者心身健康的目的。

围术期治疗的基本方法既离不开有关颈椎病的康复医疗（如中药、理疗、体育疗法、高压氧等），又不能忽视一些新的病理因素，如手术给患者带来的忧虑恐慌等精神负担，又如手术的创伤及术后体质虚弱。

1. 物理因子治疗　主要作用是扩张血管，改善局部血液循环，解除肌肉和血管的痉挛，消除神经根、脊髓及其周围软组织的炎症、水肿，减轻粘连，调节自主神经功能，促进神经和肌肉功能恢复。常用治疗方法有以下几种。

（1）直流电离子导入疗法：常用用各种西药（冰醋酸、维生素 B_1、维生素 B_{12}、碘化钾、普鲁卡因等）或中药（乌头、威灵仙、红花等）置于颈背，按药物性能接阳极或阴极，与另一电极对置或斜对置，每次通电 20 分钟，适用于各型颈椎病。

（2）低频调制的中频电疗法：一般用 2000～8000Hz 的中频电为载频，用 500Hz 的不同波形（方波、正弦波、三角波等）的低频电为调制波，以不同的方式进行调制并编成不同的处方。使用时按不同病情选择处方，电极放置方法同直流电，每次治疗一般20～30 分钟。

（3）超短波疗法：用波长 7m 左右的超短波进行治疗。一般用中号电极板 2 块，分别置于颈后与患肢前臂伸侧，或颈后单极放置。急性期无热量，每天 1 次，每次 12～15 分钟，慢性期用微热量，每次 15～20 分钟。10～15 次为 1 个疗程。本法适用于神经根型（急性期）颈椎病和脊髓型（脊髓水肿期）颈椎病。

（4）超声波疗法：频率为 800kHz 或 1000kHz 的超声波治疗机，探头与颈部皮肤密切接触，沿椎间隙与椎旁移动，强度为 0.8～1W/cm²，可用氢化可的松霜做接触剂，每天 1 次，每次 8 分钟，15～20 次为 1 个疗程。用于治疗脊髓型颈椎病，超声频率同上，探头沿颈两侧与两冈上窝移动，强度 0.8～1.5W/cm²，每次 8～12 分钟，余同上。

（5）超声电导靶向透皮给药治疗：采用超声电导仪及超声电导凝胶贴片，透入药物选择 2% 利多卡因注射液。将贴片先固定在仪器的治疗发射头内，取配制好的利多卡因注射液 1 ml 分别加入到两个耦合凝胶片上，再将贴片连同治疗发射头一起固定到患者颈前。

治疗参数选择电导强度为 6，超声强度为 4，频率为 3，治疗时间为 30 分钟，每天 1 次，10 天为 1 个疗程，可用于治疗椎动脉型和交感神经型颈椎病。

（6）高电位疗法：使用高电位治疗仪，患者坐于板状电极或治疗座椅上，脚踏绝缘垫，每次治疗 30 ～ 50 分钟。可同时用滚动电极在颈后领区或患区滚动 5 ～ 8 分钟，每天 1 次，12 ～ 15 天为 1 个疗程，可用于各型颈椎病，其中以交感神经型颈椎病效果为佳。

（7）光疗

1）紫外线疗法：颈后上平发际下至 C_2，红斑量（3 ～ 4 个生物量），隔天 1 次，3 次为 1 个疗程，配合超短波治疗神经根型急性期。

2）红外线疗法：各种红外线仪器均可，颈后照射 20 ～ 30 分 / 次。本法可用于软组织型颈椎病，或配合颈椎牵引治疗（颈椎牵引前先做红外线治疗）。

（8）其他疗法：如磁疗、电兴奋疗法、等幅中频正弦电疗、干扰电疗、蜡疗、激光照射等治疗也是颈椎病物理治疗经常选用的方法，选择得当均能取得一定效果。

2. 牵引治疗　颈椎牵引是常用且有效的方法。颈椎牵引有助于解除颈部肌肉痉挛，使肌肉放松、缓解疼痛；松解软组织粘连，牵伸挛缩的关节囊和韧带；改善或恢复颈椎的正常生理弯曲；使椎间孔增大，解除神经根的刺激和压迫；拉大椎间隙，减轻椎间盘内压力。调整小关节的微细异常改变，使关节嵌顿的滑膜或关节突关节的错位得到复位。

颈椎牵引治疗时必须掌握牵引力的方向（角度）、重量和牵引时间三大要素，才能取得牵引的最佳治疗效果。

（1）牵引方式：常用枕颌布带牵引法，通常采用坐位牵引，但病情较重或不能坐位牵引时可用卧式牵引。可以采用连续牵引，也可用间歇牵引或两者相结合。

（2）牵引角度：一般按病变部位而定，如病变主要在上颈段，牵引角度宜采用 0° ～ 10°，如病变主要在下颈段（C_5 ～ C_7），牵引角度应稍前倾，可在 15° ～ 30°，同时注意结合患者舒适来调整角度。

（3）牵引重量：间歇牵引的重量可以其自身体重的 10% ～ 20% 确定，持续牵引则应适当减轻。一般初始重量较轻，如 6kg 开始，以后逐渐增加。

（4）牵引时间：以连续牵引 20 分钟，间歇牵引则 20 ～ 30 分钟为宜，每天 1 次，10 ～ 15 天为 1 个疗程。

（5）注意事项：应充分考虑个体差异，年老体弱者宜牵引重量轻些，牵引时间短些，年轻力壮者则可牵引重些、时间长些；牵引过程要注意观察询问患者的反应，如有不适或症状加重者应立即停止牵引，查找原因并调整、更改治疗方案。

（6）牵引禁忌证：牵引后有明显不适或症状加重，经调整牵引参数后仍无改善者；脊髓受压明显、节段不稳严重者；年迈椎骨关节退行性变严重、椎管明显狭窄、韧带及关节囊钙化骨化严重者。

3. 手法治疗　是颈椎病治疗的重要手段之一，是根据颈椎骨关节的解剖及生物力学的原理为治疗基础，针对其病理改变，对脊椎及脊椎小关节进行推动、牵拉、旋转等手法进行被动活动治疗，以调整脊椎的解剖及生物力学关系，同时对脊椎相关肌肉、软组织进行松解、理顺，达到改善关节功能、缓解痉挛、减轻疼痛的目的。

手法治疗的常用方法有中式手法及西式手法。中式手法指中国传统的按摩推拿手法，一般包括骨关节复位手法及软组织按摩手法。西式手法在我国常用的有麦肯基(mckenzie)方法、关节松动手法（maitland 手法）、脊椎矫正术（chiropractic）等。

应特别强调的是，颈椎病的手法治疗必须由训练有素的专业医务人员进行。手法治疗宜根据个体情况适当控制力度，尽量柔和，切忌暴力。难以除外椎管内肿瘤等病变者、椎管发育性狭窄者、有脊髓受压症状者、椎体及附件有骨性破坏者、后纵韧带骨化或颈椎畸形者、咽、喉、颈、枕部有急性炎症者和有明显神经官能症者、诊断不明的情况下，慎用或禁止使用任何推拿和正骨手法。

4. 运动治疗　是指采用合适的运动方式对颈部等相关部位以至于全身进行锻炼。运动治疗可增强颈肩背肌的肌力，使颈椎稳定，改善椎间各关节功能，增加颈椎活动范围，减少神经刺激，减轻肌肉痉挛，消除疼痛等不适，矫正颈椎排列异常或畸形，纠正不良姿势。长期坚持运动疗法可促进机体的适应代偿过程，从而达到巩固疗效，减少复发的目的。

颈椎运动疗法常用的方式有徒手操、棍操、哑铃操等，有条件也可用机械训练。颈椎运动治疗类型通常包括颈椎柔韧性练习、颈肌肌力训练、颈椎矫正训练等。此外，还有全身性的运动，如跑步、游泳、球类等也是颈椎疾病常用的治疗性运动方式。可以指导颈椎病患者采用"颈肩疾病运动处方"。

运动疗法适用于各型颈椎病症状缓解期及术后恢复期的患者。具体的方式、方法因不同类型颈椎病及不同个体体质而异，应在专科医师指导下进行。

5. 矫形支具应用　颈椎的矫形支具主要用于固定和保护颈椎，矫正颈椎的异常力学关系，减轻颈部疼痛，防止颈椎过伸、过屈、过度转动，避免造成脊髓、神经的进一步受损，减轻脊髓水肿，减轻椎间关节创伤性反应，有助于组织的修复和症状的缓解，配合其他治疗方法同时进行，可巩固疗效，防止复发。

矫形支具最常用的有颈围、颈托，可应用于各型颈椎病急性期或症状严重的患者。颈托也多用于颈椎骨折、脱位，经早期治疗仍有椎间不稳定或半脱位的患者。乘坐高速汽车等交通工具时，无论有没有颈椎病，戴颈围保护都很有必要。但应避免不合理长期使用，以免导致颈肌无力及颈椎活动度不良。

无论哪一型颈椎病，其治疗应遵循的基本原则是先非手术治疗、无效后再手术治疗。这不仅是由于手术本身所带来的痛苦和易引起损伤及并发症，更为重要的是颈椎病本身，绝大多数可以通过非手术疗法使其停止发展、好转甚至痊愈。除非具有明确手术适应证的少数病例，一般均应先从正规的非手术疗法开始，并持续 3～4 周，一般均可显效。对个别呈进行性发展者（多为脊髓型颈椎病），则需当机立断，及早进行手术治疗。

（二）护理

1. 风寒湿痹型

（1）生活起居调护：注意卧床休息颈部保暖，忌风吹、受寒或淋雨受湿，忌高枕头。此类患者恶寒喜暖，得热则舒，应住在温暖、向阳的地方，不宜在寒冷或阴雨潮湿天气到室外活动，以防病情加重。

（2）饮食调护：宜温性、祛风散寒养血之品，忌生冷，如蝎子鸡汤、人参黄芪煲蛇肉汤。中药宜温热服，以祛风散寒、除湿通络。

（3）功能导引：可指导行双手擦颈、回头望月、与项争力、前伸探海、旋肩松颈等颈部功能导引术。

2. 气血亏虚型

（1）生活起居调护：注意休息，避免过劳。

（2）饮食调护：宜补益气血的血肉有情之品，如瘦肉、鱼类、家禽类等及桂圆莲子汤、白参汤、乌豆煲汤、红枣羊骨糯米粥等忌食生冷、肥甘、烟酒刺激之品。中药宜温服，以补气养血、温经通络。

（3）功能导引：待患者头晕目眩、心悸气短等症状缓解后可行双手擦颈、回头望月、与项争力、前伸探海、旋肩松颈等颈部功能导引术。

3. 痰湿阻络型

（1）生活起居调护：此症患者应保持乐观情绪尽量避免大喜大悲的过度精神刺激。防起居劳累，日常生活要有规律，对气候的急骤变化要注意调适，防止过热过冷刺激，避免过重的劳动，防止跌倒，肢体麻木不仁或手足无力肢体偏瘫者，应协助其做被动活动，防止肌肉萎缩和关节挛缩。

（2）饮食调护：节制饮食，不宜过量，对肥甘生痰动火及烟酒酸辣刺激食物要加以限制。身体肥胖之人更要控制食量，宜清淡饮食，多食瓜果蔬菜等保持大便通畅。中药宜温服宜清热化痰祛湿通络。

（3）功能导引：待患者头晕目眩、视物不清、耳鸣，耳聋等症状缓解后，可行双手擦颈、回头望月、与项争力、前伸探海、旋肩松颈等颈部功能导引术。

4. 肝肾不足型

（1）生活起居调护：患者多畏寒喜暖，应住安静温暖避风房间。光线宜暗，避免噪声，特别是突发的强音刺激。失眠患者每晚按时睡觉，睡前用热水泡脚，服热牛奶，入睡困难时可给予耳穴压豆，取交感、神门、心等穴，轻轻按揉1分钟。手足肌肉萎缩、四肢拘紧、步态不稳者要做好安全防护措施，以防摔倒。

（2）饮食调护：饮食多选用补肝肾等食品。中药宜温服，以补肝肾、强筋骨、活血通络。

（3）功能导引：患者眩晕症状缓解后可行双手擦颈、回头望月、与项争力、前伸探海、旋肩松颈等颈部功能导引术。

颈椎病是一种常见多发性老年退行性病变。中医学认为颈椎病的病因多由于慢性劳损、外伤、长期低头伏案工作，以及风寒湿邪侵袭，渗透于经脉筋骨，阻塞经络，使气血不畅，脉络不通，颈项、脑部不得濡养而致。在临床实践中该病病程长，复发率高，且治疗效果不甚理想，严重影响人们的工作和生活，而在治疗中一些常规治法只能减少一些临床症状。所以在治疗过程中，密切配合中医护理措施，做好健康教育，以提高患者的生活质量，提高治愈率，减少复发率。

（三）预防

随着年龄的增长，颈椎椎间盘发生退行性变几乎是不可避免的。但是如果在生活和工作中注意避免促使椎间盘退行性变的一些因素，则有助于防止颈椎退行性变的发生与发展。

1. 正确认识颈椎病，树立战胜疾病的信心　颈椎病病程比较长，椎间盘的退变、骨刺的生长、韧带钙化等与年龄增长、机体老化有关。病情常有反复，发作时症状可能比较重，影响日常生活和休息。因此，一方面要消除恐惧悲观心理，另一方面要防止得过且过的心态，放弃积极治疗。

2. 关于休息　颈椎病急性发作期或初次发作的患者，要适当注意休息，病情严重者更要卧床休息 2～3 周。从颈椎病的预防角度说，应该选择有利于病情稳定，有利于保持脊柱平衡的床铺为佳。枕头的位置、形状与选料要有所选择，也需要一个良好的睡眠体位，做到既要维持整个脊柱的生理曲度，又应使患者感到舒适，达到使全身肌肉松弛，调整关节生理状态的作用。

3. 关于保健

（1）医疗体育保健操的锻炼：无任何颈椎疾病的症状者，可以每天早、晚各数次进行缓慢屈、伸、左右侧屈及旋转颈部的运动。加强颈背肌肉等抗阻收缩锻炼。应戒烟或减少吸烟对其缓解症状、逐步康复意义重大。避免过度劳累而致咽喉部的反复感染炎症，避免过度负重和人体震动进而减少对椎间盘的冲击。

（2）避免长期低头姿势：要避免长时间低头工作，银行与财会专业人士、办公室伏案工作员、电脑操作人员等，这种体位使颈部肌肉、韧带长时间受到牵拉而劳损，促使颈椎椎间盘发生退变。工作 1 小时左右后改变一下体位。改变不良的工作和生活习惯，如躺在床上阅读、看电视等。

（3）颈部放置在生理状态下休息：一般成年人颈部垫高约 10cm 较好，高枕使颈部处于屈曲状态，其结果与低头姿势相同。侧卧时，枕头要加高至头部不出现侧屈的高度。

（4）避免颈部外伤：乘车外出应系好安全带并避免在车上睡觉，以免急刹车时因颈部肌肉松弛而损伤颈椎。出现颈肩臂痛时，在明确诊断并除外颈椎管狭窄后，可行轻柔按摩，避免过重的旋转手法，以免损伤椎间盘。

（5）避免风寒、潮湿：夏天注意避免风扇、空调直吹颈部，出汗后不宜直接吹冷风或用冷水冲洗头颈部，或在凉枕上睡觉。

（6）重视青少年颈椎健康：随着青少年学业竞争压力增大，长时间的看书学习对广大青少年的颈椎健康造成了极大危害，从而出现颈椎病发病低龄化的趋势。建议在中小学乃至大学中，大力宣传有关颈椎的保健知识，教育学生们树立颈椎的保健意识，重视颈椎健康，树立科学学习、健康学习的理念，从源头上堵截颈椎病。